Ein
Tierarzt
erzählt

Kurt Haller

Ein Tierarzt erzählt

Sommerwind über den Feldern

Weltbild Verlag

Lizenzausgabe für
Weltbild Verlag GmbH, Augsburg 1990
© Albert Müller Verlag, AG, Rüschlikon-Zürich – Nachdruck, auch
einzelner Teile, verboten. Alle Nebenrechte vom Verlag vorbehalten,
insbesondere die Übersetzungsrechte, die Filmrechte, das Abdrucks-
recht für Zeitungen und Zeitschriften, das Recht zur Gestaltung und
Verbreitung von gekürzten Ausgaben und Lizenzausgaben, Hörspie-
len, Funk- und Fernsehsendungen sowie das Recht zur photo- und
klangmechanischen Wiedergabe durch jedes bekannte, aber auch
durch heute noch unbekannte Verfahren.
Gesamtherstellung: Ueberreuter Buchproduktion Ges.m.b.H., Korneu-
burg
Printed in Austria
ISBN 3-89350-252-1

Inhalt

Vorwort   7
1   Meine zweite Hochzeit   9
2   Töchterchen Simone   30
3   Bübchen Kai   40
4   Ein Haus am Freßberg   59
5   Hakkis Frauchen   76
6   Venedig und das alte Lied   93
7   Geselligkeiten   111
8   Eine feste Freundin   125
9   Migräne und ein Champion   144
10   Gekreuzigt und wieder auferstanden   159
11   Kennen lernen   175
12   Verstehen lernen   189
13   Harmonie   202
14   Auf halber Höhe   216

Vorwort

Tierarzt, das ist ein faszinierender Beruf. Zwischen Tieren leben, ihnen, den Abhängigen, den Stummen, den Vertrauenden zu helfen, das ist eine schöne, eine wunderschöne Aufgabe. Sie erfolgreich zu lösen, heißt mitgehen in das sich ständig ausdehnende Neuland der Behandlungsmöglichkeiten. Deshalb weist dieses Buch, provokativ das derzeit Mögliche überschreitend, in diese Richtung.

Kein Tierarzt verharrt gerne auf dem Boden des Ozeans der menschlichen Möglichkeiten, weder beruflich noch was seine eigene persönliche Substanz betrifft. Aus diesem Grunde spricht dieses Buch vom ganzen Menschen Tierarzt, sieht ihn irren, sieht ihn lieben und sieht ihn nicht zuletzt nach Erkenntnis und Weisheit suchen.

Eislingen, im Januar

1 Meine zweite Hochzeit

An einem warmen Sommerabend sitze ich unter den Kastanienbäumen von Adlerwirts Garten und ergötze mich am kühlen und süffigen ‹Augustiner›.

Setzen Sie sich ein bißchen her zu mir? Es ist noch frei! Wer ich bin? Na, hören Sie, mich kennt doch jeder hier am Ort! Sehen Sie mich an: Mann, Mitte dreißig, farbiges Hemd, Cordhose mit einigen Flecken, Bundschuhe mit ein paar Strohhälmchen am Absatz!

Das sagt Ihnen noch nichts? Na, dann mache ich extra noch für Sie eine typische Handbewegung, schauen Sie her! Langsam schiebe ich meinen rechten Arm vor, vor über meinen Teller und das Bierglas, und dann taste ich mit der Hand nach allen Seiten.

Hat's nun geklingelt bei Ihnen?

Na also! Sie haben's erraten: Tierarzt bin ich, der Schwipfinger Tierarzt. Die Handbewegung war das Eingehen in den Geburtsweg und das Ertasten eines ungeborenen Tierchens. Alles klar? O.k., und den Biergarten habe ich aufgesucht, weil ich mein Comeback feiern muß. Aber das ist eine lange Geschichte! Was ist, wollen Sie nicht auch etwas zum Essen bestellen? Wenn es gemütlich ist, erzähle ich Ihnen vielleicht noch weiter.

Schauen Sie nur meinen Ochsenmaulsalat an – läuft Ihnen da nicht das Wasser im Munde zusammen? Aber ich kann Ihnen auch die Tellersulzen vom ‹Adler› empfehlen oder gegrillten Schweinebauch mit Essiggurken. Ich bin nämlich schon sechseinhalb Jahre hier ansässig und kenne mich aus in den Wirtschaften im Schwipfinger Ländle.

So lasse ich mir's gefallen, Sie bestellen eine Tellersulz!

Da kann die Hedi, die Bedienung, für mich auch noch gleich eine mitbringen.

Wissen Sie, das hier ist mein Stammlokal. Und hier habe ich auch anfangs gewohnt, als ich meine Praxis begann. Grausige Zeiten waren das damals! Was ich anfaßte, ging schief. War noch ein grüner Anfänger und dazuhin Junggeselle mit einem nicht zu übersehenden Hang zum Leichtsinn. Außerdem gab es jede Menge Konkurrenz, denn ich hatte mich, geschickt wie ich war, direkt in ein Wespennest gesetzt.

Leider aber gesellte sich zum Pech im Berufe sehr schnell auch das Pech in der Liebe. Dort hatte ich nämlich eine noch viel unglücklichere Hand.

Das ging schon gleich in der ersten Woche los, als ich mich in Lenchen verliebte, in die hübsche Stallmagd vom ‹Adler›. Denn sie und ich, wir beide fielen vom Heuboden miteinander. Damit begann mein großer Kummer mit den Frauen, und seither beutelt es mich ununterbrochen, ich kann machen, was ich will.

Speziell im Frühjahr habe ich es schwer. Alle Sehnsüchte der Welt fallen da über mich her, über mich, den kleinen Tierarzt im Schwipfinger Ländle. Die Winde meiner unerfüllten Leidenschaften ergreifen mich und treiben mich unablässig vor sich her.

In diesem jedoch, wie auch im letzten Jahre schon, zog mich der schwere Vorhang meiner Erinnerungen immer wieder zu Boden. Ich trauerte weit mehr, als daß ich lachte. Ich mußte immer wieder an all mein verlorenes Glück denken, an all die Versuche, ein Mädchen, eine Frau zu finden, die mit mir durchs Leben gehen würde. Denn einsam war ich geblieben, in keinem Herzen habe ich eine Heimat gefunden.

Wie war es doch schön gewesen in der sommerlichen Sternennacht mit Iris, droben auf dem Hahnenberg im duftenden Heu. Wie gut hätten wir beide zusammengepaßt! Erst neulich ging ich abends hinüber über das Wiesental und hinauf durch den Bergwald zu unserem einsamen Plätzchen. Ich setzte mich ins Gras und ließ die Nacht zu mir her und die Erinnerung an damals. Tränen standen mir im Gesicht – ich konnte nichts dafür.

Auch an Monika mußte ich immer wieder denken, an ihr liebes Aussehen, an ihre nette, lustige Art, und dann an die gräßliche Entzweiung am Waldrand. Schlimm! Schlimm auch, wie einem das immer wieder hochkommt und einen bedrückt.

Und an einem anderen Tage begegnete mir Birgit, mein süßes Krankenschwesterchen. Sie war bleich und hübsch, aber wie sie mich gewahrte, wurden ihre großen, schönen Augen traurig. Wir sprachen kein Wort, aber unsere Hände fanden sich, und wir sahen einander erschrocken und ergriffen an. Nicht viel hätte gefehlt, und wir wären uns mitten in der Stadt in die Arme gefallen. Aber da kam aus einem Geschäft ein anderer Mann; er faßte Birgit unter den Arm, und ich blieb alleine zurück auf dem Gehsteig, und mein Herz war schwer, wie wenn es zerbrechen wollte.

Selbst Mia, meine Frau, mit der es schon nach einem halben Jahre nicht mehr auszuhalten war, konnte ich nicht vergessen. Oft waren meine Gedanken bei ihr, wenn ich nachts in meinem leeren Bette mich von einer Seite auf die andere wälzte. Alle Zärtlichkeiten und alles Glück, das eine Frau einem Manne mit ihrem Körper schenken kann, hatte ich von ihr erfahren. Links und rechts riß mich die Sehnsucht nach einer liebenden Frau auf meinem Lager. Im Laken krallte ich mich fest, und erschöpft schlief ich ein.

Wäre das Schockerlebnis von Paris nicht gewesen – dort hatte ich als Mann jämmerlich versagt –, ich glaube, ich hätte schon längst wieder was unternommen. So aber ... Nicht einmal nach Stuttgart in die Altstadt traute ich mich seither wieder. Mit Pornoheften und -filmen gab ich mich statt dessen der Selbstbefriedigung hin. Ich will Ihnen aber sagen, das ist wirklich nicht das Wahre! Das ist billiger Ersatz, und billig im abwertenden Sinne. Denn selten onaniert einer, wenn er nicht ein ganz armer Hund ist, einer, der zur Einsamkeit verdammt ist. Sehen Sie, so stand es bei mir, und die Traurigkeiten um Verlorenes, um vergangenes Glück rannen durch meine Tage ohne Unterlaß.

Heute aber kam die große Wende. Es begann mit einem Schwall Heuduft, der mir lieblich in die Nase stieg. Ich stand vor dem Rathaus und ließ die hochbeladenen Wagen an mir vorüber, welche die sonnentrockenen Wiesengräser heimbeförderten. Nebenan im Stall schrie eine Kuh, Menschen lachten mir zu, und ich blickte mich um, sah mein liebgewordenes Städtchen, sah den strahlend blauen Himmel und sah wieder, gottseidank wieder, braune, knusprig braune Mädchenbeine. Und nicht nur das, ich empfand auch wieder etwas dabei. Die Impulse, die von Frauen ausgehen, erreichten mich wieder!

Was schauen Sie so? Trinken Sie lieber! Es kommt nicht alle Tage vor, daß einem solch intime Sachen am Wirtshaustisch erzählt werden. Aber sagen Sie's ums Himmels willen nicht weiter, sonst denken die Leute am Ende noch weiß was über den Doktor Pfeffer, und der macht schon so nicht den besten Eindruck!

So, jetzt muß ich aber aufbrechen und meine Abendbesamungen noch erledigen. Sie brauchen mich gar nicht so komisch anzuschauen, Kälbchen fabrizieren, meine ich. Verstehen Sie?

Sie wissen nicht, wie das geht? Das ist bedauerlich, wenn man solche Bildungslücken hat. Aber ich kann Ihnen das jetzt nicht erklären, denn sonst sind, ehe ich komme, meine Bauern schon im Bett. Doch wenn Sie wollen, können Sie es ja nachlesen. Es gibt ein Buch über mich, ‹Heuduft und Kartoffelfeuer› heißt es, da steht das alles drin.

Gerade bin ich nun bei der Hedi mit ihrem wogenden Busen am Zahlen, da kommt der Stricker, der Adlerwirt, ganz aufgeregt angesprungen und ruft so laut, daß sich alle Gäste umdrehen: «Schnell, Herr Doktor, ganz schnell! Nach Schiefertal zum Sihler! Sein ganzer Stall ist gebläht!»

Verflixt, da wird's nichts mehr mit dem Besamen heute abend. Schon stürze ich zum Auto.

Da muß der Sihler gährendes Futter vorgelegt haben. Kühe, die viel davon fressen, sind im Nu dick wie Trommeln, fallen um und sterben oft in weniger als einer halben Stunde. Weil ich das weiß, fahre ich wie der Henker.

Es ist bereits dunkel. Die Stalltüre steht offen, und das matte Licht zweier kleiner, verschmutzter elektrischer Birnen scheint auf eine wilde Szene. Vier Männer, dunklen Schatten gleich, sieht man zwischen dickgeblähten, stöhnenden Rindern arbeiten. Die Stalldecke ist nieder, die Männer müssen die Köpfe einziehen. Geschrei und üble Gasdünste dringen auf den Hof. Aber zu irgendwelchen Betrachtungen bleibt keine Zeit. Jetzt gilt's! Raus wie die Feuerwehr! Rein in den Stall, Kopf einziehen, und dann in diesem Getümmel sofort das Kommando an sich reißen. Mit einem Blick das Unüberschaubare überschauen, jeden einzelnen der zehn verschiedenen Fälle taxieren und dann brüllen, brüllen, was aus dem Halse rausgeht. Denn alle hier drin sind in einen solchen Kampf um Leben oder Tod verstrickt, alle schwitzen und werken und schreien ununterbrochen, daß selbst vom Eintreffen des Tierarztes kaum Notiz genommen wird. Darum brülle ich, in einer Kaserne in Besançon hat man mir das eintrainiert, markerschütternd:

«Metzgermesser her, ein Metzgermesser her!»

Gottlob wird mir rasch eines gereicht. Es ist zwar rostig, wie ich hinterher feststellen muß, aber danach frägt im Augenblick kein Mensch. Ich stoße die Klinge den Tieren bis zum Heft in den Leib, zwanzig Zentimeter tief. Dann ratsch, säble ich von oben nach unten einen handlangen Schlitz in die Bauchwand, aus dem in der nämlichen Sekunde unter Druck Futter aus dem Magen und eine stinkende Gaswolke entweicht. Ein Teil fährt mir ins Gesicht, ein Teil fliegt zehn Meter weit und klatscht an die gegenüberliegende Wand. So habe ich in Windeseile drei Tierleiber zu öffnen, selbstverständlich ohne jede Betäubung und ohne

13

Desinfektion, denn einige von den Kühen liegen bereits am Boden und röcheln ihre letzten Atemzüge. Aber jetzt, wo der Innendruck weg ist, sieht man, wie sie sich zusehends erholen, wie sich ihr Kreislauf wieder stabilisiert. Und nach weiteren zehn Minuten stehen sie alle drei wieder auf den Beinen mit offenen, großen und blutenden Wunden, aus denen noch Mageninhalt läuft. Zwei weitere Kühe sind ebenfalls nicht mehr weit vom Umkippen, aber bei ihnen versuche ich es noch mit Schlundrohr und Trokar und Einschütten von gärungshemmenden Arzneien. Schweißtriefend stelle ich nach einer halben Stunde fest, daß jetzt alle aus der Gefahrenzone sind.

Nun ist es Zeit, dem Sihler die Meinung zu sagen. Wie kann er nur, wie kann er nur so falsch füttern! Ein alter Bauer wie er muß doch sowas wissen! Ich spare nicht mit harten Worten über diesen katastrophalen Leichtsinn.

Dann aber gehe ich fürs erste mal in die Küche rauf, um mich zu restaurieren, denn ich bin nicht nur am ganzen Körper klatschnaß, sondern ich bin auch verschmutzt wie ein Schwein und stinke schlimmer, als sich das jemand ausdenken kann. Sogar in den Haaren klebt mir Mageninhalt und Mist.

Und danach geht es noch einmal in die Vollen für ein paar Stunden! Denn die aufgeschlitzten Bäuche wollen wieder geschlossen werden. Es geht also die große Näherei los, und wer das Massaker am Rande des Todes überstanden hat, wird jetzt fein säuberlich wieder zusammengeflickt. Dies ist eine langwierige Runde, denn aus den offenen Mägen ist eine Menge nicht nur in die klaffenden Bauchwunden, sondern auch zwischen Magen und Bauchfell reingelaufen. Ich muß viel Sorgfalt aufwenden, bis das alles gesäubert und darnach akkurat vernäht ist. Zuerst immer zweimal den Magen, dann das Bauchfell mit Muskulatur und zuletzt die Haut mit einer besonders starken Nadel, denn sie ist stärker als eine dicke Schuhsohle.

Es ist nachts zwölf Uhr, wie ich damit fertig bin.

Natürlich habe ich da auch eine gehörige Portion von dem seit einigen Jahren aufgekommenen Penizillin reingehauen, und das werde ich in den nächsten Tagen wiederholen, denn sonst würden die drei sicherlich allesamt nach acht Tagen mit jämmerlichen Bauchfellentzündungen im Schlachthaus hängen. So aber geht alles gut. Es ist so, wie ich immer sage: Die unmöglichsten Sachen heilen ab, und dann geht die simpelste Angelegenheit schief, ohne daß man im geringsten ahnt, warum.

Denken Sie aber nicht, bei dem Schwipfinger Tierarzt, dem Veith Pfeffer, drehe sich alles nur um Fressen und Saufen, um Praxis und Sex. Da sind Sie auf dem Holzweg! Ich pflege nämlich auch Umgang mit Mark Aurel, wenn Sie den kennen, und außerdem mit einem gewissen Strohmaier, der Lehrer ist und obendrein noch ein sehr gescheites Haus. Von ihm lerne ich hauptsächlich Dinge, die außerhalb des Alltags liegen, Dinge, die man nicht kaufen kann, Dinge, die einen aber erfüllen und glücklich machen können.

So kam er zum Beispiel neulich abends um neun Uhr bei mir vorbei und wollte mich zu einem Sternenspaziergang abholen. Ich war gerade erst heimgekommen und hatte einen anstrengenden Praxistag hinter mir. Aber ich ließ mich trotzdem überreden. Allerdings mußte sich der Strohmaier vorher noch setzen und die Marie, meine Haushälterin, das Nachtessen auf den Tisch stellen. Wir machten uns dann alle beide an ‹Stuttgarter Riesen› – das sind große, scharfe Zwiebeln –, nahmen einen Ring heiße Schinkenwurst in Arbeit und aßen Butterbrote dazu. Auch den großen Krug Bratbirnenmost leerten wir zuerst noch. Und obwohl der Strohmaier sagte, er habe bereits zu Nacht gegessen, staunte ich, wie er reinhaute. Wahrscheinlich kriegt er sowas zu Hause nicht.

Aber dann zogen wir los.

«Am besten ist's, wenn wir über die Wiesenbachbrücke auf den Freßberg hinaufgehen. Dort oben haben wir den schönsten Blick nach allen Seiten», schlug der Lehrer vor.

«Na ja, wenn's sein muß. Ich bin eigentlich kein so großer Bergsteiger, aber ich denke, in einer halben Stunde wird's wohl zu schaffen sein.»

«Länger brauchen wir bestimmt nicht. Aber Sie werden sehen, es rentiert sich!»

Und er hatte recht. Wie wir oben aus dem Wald traten, erstrahlte über uns eine Lichterpracht von unbegreiflicher Schönheit. Glitzernd und funkelnd überzog ein feines silbernes Netz aus Millionen von Sternen den Himmel. Fast fassungslos vertiefte ich mich in diesen Eindruck, und ich glaube, er ging bis auf den Grund meiner Seele.

«Der Eintritt in diese größte und schönste Ausstellung auf unserer Erde ist vollkommen kostenlos!» unterbrach da mein bis dahin schweigsamer Begleiter meine Andacht und fuhr fort: «Nie kann eines Menschen Auge Wunderbareres erblicken, nie sein Inneres so die Flügel ausspannen und sein Dasein empfinden wie hier draußen, allein unter dem Sternenzelt, allein mit der ganzen Schöpfung der Welten.»

Ich legte dem Strohmaier meine Hand auf die Schulter: «Danke, danke dafür, daß Sie mich mit hierherauf genommen haben in diese Stille und daß sie mir das Tor zu diesen außerirdischen Schönheiten gezeigt haben.»

Wir gingen ein langes Stück Weges zwischen den kahlen Feldern entlang, blieben stehen, schauten hinauf und waren glücklich.

Auf dem Heimweg kamen mir keine Worte über die Lippen. Meine seitherigen Denkkategorien «Schwipfingen = 70 Bauern, Enderlingen = 30 Bauern», die ich schon immer anzweifelte, waren erschüttert, ja noch mehr als das: sie rutschten ins Abseits, und ich begann, mich in eine größere, eine überregionale Welt einzuordnen. Herrgott, was ist man doch ohne dies für ein simpler Mensch! Man ist doch sonst nichts als ein Gefangener des Alltags, dem die Erfahrungen und Genüsse einer Miniwelt genügen.

So ist es dem Strohmaier in dieser Nacht auf dem Freß-berg gelungen, in mir einen Stein ins Rollen zu bringen, einen Stein, der üblicherweise liegenbleibt. Für so etwas sich entsprechend zu revanchieren, ist gar nicht so leicht.

Neulich kam mir nun die Idee, ein Rätsel für meinen Sternenfreund zu basteln, denn ich weiß, daß er an solchen Sachen eine Freude hat.

Heute, wie ich es ihm hinbringe, ist er natürlich nicht wenig erstaunt darüber, daß ein Landtierarzt ein Rätsel fabriziert hat, und er setzt sich gleich hin und liest:

> *Stand unter Strom*
> *schon im alten Rom*
> *und ist weiß,*
> *soviel ich weiß.*
> *Dient bekannterweise*
> *manchem als Lieblingsspeise,*
> *manchem als Ballast.*
> *Und dir? Du paßt?*

«Sapperment», meint er, «sapperment! Wissen Sie, Doktor Pfeffer, daß Rätsel die Urform der Dichtung darstellen? Hm, entschuldigen Sie!»

Und schon ist er unansprechbar und fängt an zu knobeln.

Seine Frau jedoch bringt eine Flasche alten, selbstgebrannten Zwetschgenwassers herbei, und während er knobelt, trinken wir einen. Wir sitzen aber noch keine fünf Minuten, da trifft weiterer Besuch ein, und die kleine Wohnstube wird ganz schön voll. Es ist die Schwester vom Strohmaier mit ihrer Freundin, und anscheinend will sie nur etwas abholen und gleich wieder verschwinden. Aber sie müssen auch einen Schnaps trinken, und sogar noch einen zweiten, und wir kommen dabei ins Gespräch. Ich stelle dabei fest, daß des Strohmaiers Schwester, die Silke heißt, einen großen Eindruck auf mich macht. Sie wird ungefähr dreißig sein, schätze ich, und obwohl man sie sicher nicht als schön bezeichnen kann, strahlt sie ein gewisses Fluidum aus, das mich zunehmend zu interessieren beginnt.

Inzwischen sitzt der Hausherr immer noch in seinem

Lehnstuhl und brütet vor sich hin. Was eben ein rechter Lehrer ist, mit Logik und so, der läßt nicht locker, der knobelt weiter, bis er's hat.

«Da haben Sie ja was Schönes zusammengebraut! Elektrischer Strom vor zweitausend Jahren! Doktor, Doktor!»

Aber er bringt es nicht mehr heraus an diesem Abend. Dafür passiert etwas ganz anderes: Ich verliebe mich in diese Silke! Doch diesmal will ich mit Bedacht an die Dinge herangehen und mir Zeit lassen, obwohl ich sie ohne weiteres gleich hätte in den Arm nehmen können, was das betrifft. So jedoch verabschiede ich mich, ohne von einem weiteren Zusammentreffen zu sprechen, schaue ihr aber doch etwas tiefer und etwas länger in die braunen Augen, als es gemeinhin üblich ist.

Am nächsten Tage schon ruft mich der Strohmaier an, daß er's jetzt raus hat, mein Rätsel:

«Das Gehirn», ruft er in den Apparat hinein, «das Gehirn! Daß ich auch nicht gleich daran dachte! Seine elektrischen Ströme werden ja gemessen und zur Diagnosestellung bei gewissen Krankheiten verwendet, soviel ich weiß. Und eine Hirnsuppe mit ‹Pfäusele› drauf oder Hirn gebacken, das ist ja wirklich eine Spezialität. Und beinahe hätte es auch gestimmt, daß mein eigenes Gehirn reiner Ballaststoff ist! Gratuliere! Sowas dürfen Sie mir öfter bringen!»

«Hm, zunächst, lieber Herr Strohmaier, möchte ich selbst einem gewissen Rätsel auf die Spur kommen, und Sie, Sie könnten mir dabei ein wenig helfen. Wo kann ich denn so ‹rein zufällig› einmal Ihre Schwester treffen?»

Eine Woche nach diesem Gespräch ergibt es sich dann, daß ich auf einem der drei Kaiserberge zu finden bin, nämlich auf dem Hohenstaufen. Und zwar genieße ich da nicht die herrliche Rundumaussicht oben auf dem Gipfel, sondern ich patrouilliere durch den Ort Hohenstaufen, der sich unterhalb, an der Südseite des Berges hinzieht. Es ergibt sich weiterhin, daß mir dort eine junge Frau begegnet, die von der Omnibushaltestelle zu kommen scheint.

Fräulein Silke Strohmaier ist, wie sich rausstellt, auf dem Heimweg von ihrem Arbeitsplatz in der Stadt. Spontan und selbstverständlich und ohne sich auch nur vorher umziehen zu müssen, geht sie gleich so wie sie ist mit mir zum Nachtessen, denn ich lade sie ins ‹Honey do› ein, in ein hübsches, neuerbautes Lokal, von dem aus man weit ins Land hinausblicken kann und hinweg über all die vielen Einzelhöfe des Ottenbacher Tales.

Silke ist, das kriege ich schnell mit, in vielem anders als die Frauen, die ich bis jetzt kennengelernt hatte. Bei ihr ist alles unkompliziert und fast alles selbstverständlich.

Ihr Gesamteindruck besteht aus Gelassenheit und Natürlichkeit. Dabei hat sie einen Gang – ich weiß ja nicht, ob Sie davon was verstehen –, einen Gang, der einen Menschen wie mich glattweg verrückt machen kann. Bei jedem Schritt geht ihre Hüfte ein wenig mit, während der Oberkörper völlig ruhig bleibt. Diese Gangart, dies schwingende Hüftkreisen, sehe ich von diesem Abend ab nun oft. Silke hat zwar einen festen Freund, aber es macht ihr rein gar nichts aus, uns einander vorzustellen und danach mit mir loszuziehen. Er scheint ein recht gutmütiger Typ zu sein. Und nachdem einige Wochen ins Land gegangen sind, erzählt mir Silke so ganz nebenbei, daß dieser Hartmut, der von Beruf Ingenieur ist, jetzt von seiner Firma aus für sechs Monate in den Iran muß.

Gut ist das, denke ich. So haben wir beide jetzt genügend Zeit, um uns in Ruhe kennenzulernen. Ich bemühe mich diesmal, außer dem Gefühl auch ein wenig den Verstand zu benützen, was ja sicher kein Fehler sein kann.

Eines hat sich aber bereits ergeben: Von meinem Schock bei der Französin in Paris ist nichts mehr zu bemerken. Silkes ruhige Gelassenheit, ihr fast mütterliches Wesen und gleichzeitig meine herzliche Zuneigung zu ihr haben mich geheilt, die Lust ist wieder zurückgekehrt in die steinernen Lenden.

Mitten in diese hoffnungsfrohe Zeit fällt der plötzliche

gewaltsame Tod des Veterinärrates Lutz, der mein allergrößter Widersacher gewesen war. Denn dieser vollbesoldete Staatsbeamte hatte mir jahrelang unter Ausnützung seiner Amtsbefugnisse die Patienten weggeschnappt. In den Anfangsjahren, in denen ich kaum das Salz in der Suppe verdiente, hat mich das wahnsinnig geärgert, und ich hätte dem Kerl glatt den Kragen umdrehen können. Zudem hackte er auch noch bei jeder Gelegenheit auf mir herum und triezte mich, wo er konnte. Andererseits aber hat er mich mal im Winter, als ich an einem Baum gelandet war und bewußtlos im Auto lag, aufgefunden, mich in seinen Wagen geschleppt und ins Krankenhaus transportiert. Und, Sie werden's kaum glauben, beinahe wäre ich auch schon mal sein Schwiegersohn geworden.

Dieser Mann also, der trotz seiner sechzig Jahre noch mit der Selbstsicherheit eines Jungen unter jedem Tier durchschlüpfte, wurde von einem Pferde erschlagen. Er sollte die Untersuchung eines zugekauften Trakehners vornehmen, war beinahe damit fertig, als er noch eine spatverdächtige Stelle an der Innenseite des Sprunggelenkes entdeckte. Beim Abtasten dieser Partie ist es dann passiert. Das Pferd hatte ausgeschlagen und dem Kollegen Lutz dabei die Kniescheibe zerschmettert. Zurücktaumelnd empfing er den zweiten Schlag, diesmal genau an den Kopf. Er muß auf der Stelle tot gewesen sein. Wie wenn man eine Kerze ausbläst, so schnell, so vollständig war sein Leben erloschen.

Mit Wannenmayer und Wahl, meinen Nachbarkollegen, gehe ich zur Beerdigung. Wir legen einen großen Kranz nieder und stehen ergriffen an der Grube und verneigen uns, verneigen uns zum ersten und zum letzten Male vor unserem großen alten Kollegen.

Denn ein großer war er. Erst jetzt wird mir das voll bewußt, jetzt, wo es zu spät ist. Ich stehe am Grabe, aber ich höre nicht, was der Prediger sagt, auch nicht die Worte des Ministerialrates aus Stuttgart. Meine Gedanken sind ganz auf diesen toten Mann gerichtet, gegen den ich sechs Jahre lang gekämpft habe. Wie töricht gebärden sich doch die Menschen auf dieser Welt, wie töricht in ihren kurzen Erdenjahren! Da eifert man, rennt man, ärgert man sich gegenseitig bis aufs Blut, statt daß man bescheiden ist und liebevoll zum anderen und sich um Verständnis bemüht. Einer ist so dumm wie der andere, und ich dabei nicht ausgenommen. Dem Toten widerfährt von mir erst an seinem Grabe volle Gerechtigkeit. Das ist ein spätes, ein zu spätes Erkennen.

Aber dieser Tod soll mir eine Lehre sein; deutlicher kann mir nie mehr klargemacht werden, wie man zu leben hat.

Anschließend an die Beerdigung gehe ich noch mit meinen Kollegen in eine Wirtschaft, und wir trinken ein Viertel Wein miteinander.

«Leute», sage ich, «mich hat das regelrecht mitgenommen. In dieser Stunde auf dem Friedhofe ist mir mit einem Male klargeworden, wie sehr wir dem Lutz Unrecht getan haben. Wir hätten andere Wege gehen müssen, bessere! Mir ist dort am Grabe ein Bild entstanden, ein Metapher: Der Mensch als Zebra! Mit schwarzen Streifen, mit weißen Streifen! Alle sind wir gestreift, die Praktiker und die Beamten und überhaupt jeder! Aber das zugeben und dementsprechend handeln, wer macht das schon?»

«De mortuis nil nisi bene. Wir wollen dem Veterinärrat seine Ruhe lassen und hoffen, daß der Neue etwas von dieser Denkart mitbringt», beendete der Wahl dieses Thema.

In diesem Jahre ist nicht nur die Ära Lutz zu Ende gegangen, sondern auch der große Kampf der Tierärzte gegen die Rindertuberkulose. Über zehn Jahre harte Arbeit hat es gekostet, diesen riesigen Ansteckungsherd mitten unter der Bevölkerung zu beseitigen. Die von Anfang an dabeiwaren und mitmarschierten und mitkämpften in diesem Feldzuge, haben alle ihre Blessuren davongetragen. Ungeschoren ist kaum einer davongekommen. Der eine hat eine Lungen-Tb drinsitzen, der andere eine Knochen-Tb.

21

Eine angeschlagene Sturmtruppe aus Einzelkämpfern, abseits geblieben vom Interesse der Öffentlichkeit, für die sie den Kopf hingehalten hat.

Daran muß ich denken, wie mich eines Nachmittags an der Tankstelle einer um Rat fragt wegen seiner Hand. Das ist ja schon immer so gewesen, daß viele von den Bauern auch Fragen stellen, die ihre eigenen körperlichen Gebrechen angehen. Es ist eine ganz natürliche Sache, die aus dem Vertrauensverhältnis erwächst, das Klientel und Tierarzt seit jeher eng verbindet. Da kann man dann des öfteren gute Ratschläge erteilen, vor allem bei denen, die notorisch meinen, man könne alles mit Hausmitteln abheilen, und die sich davor fürchten, zum Arzt zu gehen.

Nun gut. Ein langer, dürrer Mensch tritt auf mich zu und frägt, ob ich ihn noch kenne; er sei vor vier Jahren noch Schweizer gewesen auf dem Gut Steinhof, wo ich immer die Kühe behandelt habe. Er zeigt mir seine Hand her und sagt, daß er da schon lange einen merkwürdigen Hautausschlag dranhabe, der gar nicht besser werden wolle. Alles habe er schon versucht, und er sei sogar bei der mir sicher auch bekannten Hermine gewesen, die schon die unmöglichsten Krankheiten nur durch beten und besprechen geheilt habe, aber in seinem Falle habe sie nichts erreichen können.

«O je, das sieht wirklich nicht gut aus!» gebe ich zur Auskunft, wie ich die verschwielte Haut mit ihren alten, eingelagerten Herden erblicke.

«Und husten tun Sie auch! Gehen Sie nur gleich heute noch zum Arzt und lassen Sie sich auf Tuberkulose untersuchen! Sagen Sie, daß Sie jahrelang Schweizer in Tb-verseuchten Ställen waren. Da dürfen Sie keinen einzigen Tag mehr zuwarten! Denn erstens gehen Sie selbst daran zugrunde und zweitens stecken Sie Ihre ganze Familie und eventuell noch eine Menge anderer Menschen an, mit denen sie zusammenkommen!»

Den Mann trifft das wie ein Blitz. Husten, Abmagerung,

Hauttuberkulose, das alles paßt zusammen. Er ist eine Tb-Ruine, er, der Vater von drei kleinen Kindern, wird sterben müssen, einer der vielen Nachzügler, die es am Schluß noch erwischt hat.

Wie war das denn eigentlich gewesen mit der Tb auf dem Lande? Es gab doch praktisch in einem Dorfe kaum einen einzigen Stall, der nicht tuberkulöses Vieh drinstehen hatte. So ist jahrzehntelang auch die Milch mit Tuberkeln an den Verbraucher weitergegeben worden, denn niemand kann einer Milch ansehen, ob Tb-Bakterien drin sind oder nicht. Und so haben die Bauern ohne Bedenken Tb-Milch getrunken, und die Stadtleute natürlich auch. Und was das Fleisch betrifft, so ist früher in unzähligen Fällen tuberkulöses Fleisch über den Ladentisch gegangen, und kein Mensch, auch nicht der Metzger, hat das wissen oder gar verhindern können. Denn seit jeher sind eben bei den Tieren nur die grob sichtbar veränderten Organe weggeschnitten worden, und die daneben und darunterliegenden Partien wurden normal verwertet. So bestimmte es das Gesetz. Milliarden von Erregern sind damals täglich in die Haushalte und auf die Teller gelangt.

Kein Wunder also, daß Tausende von Menschen in Sanatorien und in Krankenhäusern dahinsiechten. Dieses Leid, diese unzähligen Schmerzen und Tode haben meine Kollegen und ich aus der Welt geschafft! Wenn ich den mageren Mann dort mit hängendem Kopf von der Tankstelle weggehen sehe, kommt mir das alles noch einmal ins Bewußtsein.

Aber zurück wieder zu meinem derzeit allerwichtigsten Thema, zu meiner Freundin aus Hohenstaufen. Wissen Sie, ich bin jetzt sechsunddreißig Jahre alt, und da wird man bekanntlich zunehmend kritischer, obwohl einem dies gar nicht zusteht, weil man ja selbst sich auch schon eine Menge Eigenheiten zugelegt hat. Aber ich denke, ich muß vor einer festen Bindung unbedingt in Erfahrung bringen, wie Silke zu den verschiedenen Problemen des Zusammenlebens ein-

23

gestellt ist, denn ich bin ja ein gebranntes Kind! Kamerad-
schaftlich, glaube ich, ist sie, und Zimperlichkeit wäre bei
ihr kaum zu befürchten, das habe ich schon herausgekriegt.
Intelligent? Ich denke ja, schließlich ist sie doch Hauswirt-
schaftslehrerin. Was Sex anlangt, da allerdings strauchle ich
noch. Sie kennt da keinerlei Emotionen, sie nimmt das, wie
mir scheint, mit größter Gelassenheit auf sich. «Es gehört
eben auch dazu», könnte ihre Formulierung lauten. Und
dazuhin gibt es bei ihr nichts anderes als mit Kondomen.
Das ist sie von ihrem Hartmut her gewöhnt. Mich stört dies
sehr. Das ist doch so, wie wenn man sich die Füße wäscht
und die Strümpfe dabei anläßt. Aber was hilft's!

Schließlich und endlich habe ich selbst schon oft zu
meinen Jungbauern gesagt, wenn sie auf Brautschau oder
zum Pferdemarkt gingen: «Denkt an den alten Spruch:

> *Wer Frauen und Pferde suchet ohne Mängel,*
> *hat nie ein Roß im Stall, im Bett nie einen Engel!»*

Und jetzt muß ich mich selbst danach richten. Und ich
denke auch an die Konsequenzen aus dem Fiasko mit Mia:
im Zweifelsfall auf Kameradschaft setzen, nicht auf Sex!

Im August, in der Zeit zwischen Heuduft und Kartoffelfeuer, machen wir einen unserer Sonntagsausflüge, an denen wir beide großen Spaß haben. Unser Ziel ist der Wasserberg beim hübschen Dörflein Schlat. Oben angekommen, genießen wir als erstes den schönen Ausblick über das
breite, bunte Tal hinüber zu den drei imposanten Kaiserbergen. Felder, Wälder und Ortschaften liegen dort unten im
Glast des Sommermittags hinter einem blauen Schleier, der
anmutet wie Atem des Zauberhaften. Obwohl man sich so
hoch über dieser hingebreiteten Schönheit befindet, hat man
den Eindruck, daß das ganze Ländle sich an einen an-
schmiegt, an einen herkuschelt, lieb und in schenkender
Hingabe.

Dann vespern wir auf einer Bank am schönen alten
Albvereinshaus, und wie wir satt sind, ziehen wir uns in

unsere Gemächer zurück, das heißt, wir pilgern über die mit Wachholderbüschen bedeckte weite Oberfläche des Berges und suchen uns ein schattiges, verschwiegenes Plätzchen. Bald finden wir das richtige, nahe dem Bergabhang, umgeben von duftenden Büschen, der Boden mit kurzem Gras bestanden und dazwischen überall die kleinen, leuchtend dunkelblauen Enziane. Auch eine der schönen Silberdisteln wächst hier, und den Hang herauf strömt warme Luft, gemischt mit dem schwachen Duft von Gräsern und Blumen. Dies alles in der Bergeinsamkeit hier oben erregt die Sinne bis zum Glühen. Silke räkelt sich bereits auf unserer Decke. Schnell aller unnützen Kleidungsstücke bar, pendeln wir durch diesen Nachmittag, liebend und schlafend und liebend. Silke, und das ist für mich ein Novum, lutscht nebenher ein Bonbon, und bald wird es ihr auch zuviel; sie meint, wir sollten jetzt weiterziehen. Das machen wir denn auch und wandern oben auf dem großen Berg weiter nach Süden.

Singend und in bester Stimmung kommen wir wieder zurück zu unserem Stammplatz, und ich habe vor, unser Spielchen von heute mittag fortzusetzen. Allein, jetzt streikt meine Begleiterin und sagt, man pappe regelrecht aneinander bei dieser Hitze. Wir sollten lieber stilliegen und ein bißchen lesen. Sie habe zwei Zeitungen dabei mit Kreuzworträtseln.

O Jammerstand und Elend! Kreuzworträtsel anstatt ...! Dabei bin ich überhaupt keiner von denen, die sich für Kreuzworträtsel auch nur die Spur interessieren. Dagegen ist meine Packung ‹Blausiegel› noch nicht mal aufgebraucht!

Wie dem auch sei, wir kriegen die Zeit rum. Langsam wird es kühler, und wir machen uns auf den Heimweg.

Trotz kleinerer Übereinstimmungsmängel bin ich allmählich überzeugt, daß Silke und ich zusammenpassen. Um so mehr interessiert es mich jetzt, was mit Hartmut los ist. Eine Karte hat er anscheinend schon mal geschrieben.

Da zeigt mir Silke eines Abends einen Brief, in dem die Mitteilung enthalten ist, daß es ihm dort unten gefällt und daß er sich jetzt für zwei Jahre verpflichtet hat. Wie ich das gelesen habe, ist für mich der Fall klar.

«Silke», sage ich, «der Hartmut setzt sich ab, wie ich das sehe, und es ist jetzt Zeit, daß wir über unsere Zukunft reden. Willst du meine Frau werden?»

«Du meinst heiraten? Warum nicht!» kam es freudig zurück, «ich nehme an, wir zwei können dieses Experiment bestehen!»

Damit hatte sie etwas enorm Bedeutendes ausgesagt. Einmal war es der Startschuß für meine zweite Ehe, und zum anderen hatte sie das Kriterium jeder ehelichen Bindung aufs präziseste formuliert.

Heißt man das nun Vernunftehe? Ist eine Ehe das allein, was man daraus macht? Viel von dem geht mir im Kopf herum, während ich das Aufgebot bestelle und bei Strickers die Hochzeitsfeier.

Bei dieser Hochzeit nun läuft alles ganz anders als damals mit Mia. Statt schnellem Standesamt, Stadthotel und Krabbencocktail heißt es jetzt Kutschfahrt mit Glockengeläut, Braten und Spätzle und Salat im ‹Adler›. Wir heiraten gut schwäbisch! Und meine Bauern freuen sich. Vom frühen Morgen an schon treffen Blumensträuße ein und Körbchen mit Eiern und Würste und Schinken von den Metzgern.

Der Oberin Burga, bei der ich lange gewohnt hatte und die mich jahrelang wie eine Mutter umsorgte, geht mit dem heutigen Tage ein Herzenswunsch in Erfüllung. Sie strahlt und sitzt mir bei Tische gegenüber. Erich, mein Schwager Strohmaier, hat für eine ausgezeichnete Kapelle gesorgt, nach deren Klängen und Rhythmen am Nachmittage und Abend halb Schwipfingen im großen Saal vom ‹Adler› das Tanzbein schwingt.

Auch eine richtige Hochzeitsreise schließt sich an. Mit dem Nachtzug fahren wir nach Venedig, dieser Perle an der Adria, und wir wohnen dort für acht wundervolle Tage draußen auf dem Lido. Jeden Abend trinken wir miteinander eine Flasche roten Merlot und danach noch einen doppelten Grappa, wodurch selbst Silkes Zurückhaltung einer aufflammenden Lebensfreude Platz macht. Selbstverständlich habe ich die ‹Blausiegel› zu Hause gelassen. «Feuer frei!» heißt es jetzt, denn in unserem Alter muß man dazutun; es ist höchste Eisenbahn, was Babies anbetrifft!

Wie wir wieder heimkommen ins Ländle, geht's gleich ganz schön rund in der Praxis. Meine zwei Kollegen haben mich ausgezeichnet vertreten, und sofort am ersten Tage setzt's wieder voll bei uns ein. Silke kommt da sehr schnell in die Stiefel hinein, wie man bei uns sagt. Ihren Einstand gibt sie, wie wir gerade an ihrem ersten selbstgekochten Mittagessen sitzen. Beinahe schon haben wir die Nudelsuppe mit einer ausgezeichneten kräftigen Fleischbrühe ausgelöffelt, da läutet's an der Glastüre. Meist läutet's ja um diese Zeit, wenn man am Essen sitzt, das ist das Übliche. Mahlzeiten, ohne daß man vom Tisch wegspringen muß, gehören zu den Seltenheiten. Normalerweise ist's ja das Telefon, aber heute bringen sie zwei Hunde angeschleppt, die scheint's gerade um die Mittagszeit eine Rauferei veranstalten mußten.

Mein Frauchen blickt enttäuscht, blickt noch enttäuschter, wie sie mitkriegt, daß der ganze Hausgang bereits mit Blut vollgetropft ist und auch die Treppe und daß wir das Essen jetzt stehenlassen und runter müssen in den Behandlungsraum. Aber außer enttäuscht schauen, stelle ich erleichtert fest, kommt nichts. Schnell gibt sie alles auf den Herd bei kleiner Flamme, bekommt von mir einen weißen Mantel umgehängt, und dann gehen wir ran und beschauen uns die Sache.

Einer von den Rowdies kommt auf den Tisch, noch knurrend, während der andere, noch zähnefletschend, von seinem Besitzer am Boden festgehalten wird. Glücklicherweise sind die Bißwunden derart, daß wir nicht nähen müssen, und so können die beiden Rivalen nach Wundversorgung und je einer Penizillininjektion schon nach einer halben Stunde wieder entlassen werden. Silke war Spitze gewesen. Trotz Blut und Schmutz und den zwei aggressiven Burschen hat sie ihren ersten Einsatz und die ihr ungewohnte Arbeit mit Ruhe und Umsicht gemeistert.

«Ich denke, jetzt gehen wir zuerst mal rauf und essen. Aufräumen und putzen kann man noch hinterher!» meint sie. Und obwohl ich das nicht sehr gerne habe, weil dann bestimmt gleich noch mal einer antanzt und es dann mies ausschaut, stimme ich heute zu, weil ich einen beträchtlichen Kohldampf habe.

Meine Wasserheimer Marie ist nämlich im Augenblick nicht greifbar, sonst könnte sie ja gleich mal anfangen. Aber sie hat ebenfalls wieder geheiratet, wohnt nicht weit weg in der Nachbarschaft und muß über Mittag nach Hause, weil da ihr Mann zum Essen kommt.

So läuft's ganz gut bei uns und speziell bei der jungen Tierarztfrau. Nur bei den Sterbehilfen, die eben leider auch sein müssen, gibt's noch einige Problemchen. Wenn sie da eine Katze oder einen Hund halten soll und die unschuldigen und vertrauensvollen Blicke der Tiere auffängt, kann es passieren, daß sie ihre sonst gewohnte, stabile Ausgeglichenheit verliert. Aber dies nehme ich ihr nicht übel, eher freut es mich, zeigt es doch, daß meine Frau fraulich reagiert und ein Gefühl hat und was empfindet.

Bezüglich der Haushaltsführung hatte ich ja einige Befürchtungen. Denn wenn jemand Unterricht gibt, dann ist er meist recht kritisch, und die Marie aus Wasserheim machte es zwar für meine Begriffe ganz ordentlich, aber ein Genie ist sie natürlich nicht. Gottlob regelt sich das aber sehr zufriedenstellend. Silke sagt in aller Ruhe, was sie anders haben möchte, macht es vor, arbeitet mit, kauft einige neue Küchengeräte, und schon ist alles in Butter. Sie sagt, daß sie jetzt mitfahren will auf Praxis, damit sie alles kennenlernt. Bravo! So haut das hin! Ich kenne mich nicht mehr vor Freude.

Also fahren wir denn zu zweit durchs Schwipfinger Ländle, manchmal sogar zu dritt, denn Randy, meine Drahthaarhündin, will kein Stiefkind sein, und mit ihrem neuen Frauchen ist sie bereits schwer auf du und du. Von den Namen der einzelnen Bauern bis zu den oft für den Laien völlig unverständlichen schwäbischen Benennungen tierärztlicher Tätigkeiten lernt Silke auf diese Weise alles aus erster Hand. Beim Schulzenbauern – sein Sophiele hat mittlerweile schon drei Kinder – soll man zum Beispiel ‹a Hommale glubba›, was heißt, daß ich einen Jungfarren zum Ochsen machen soll, oder noch deutlicher: eine unblutige Kastration ist vorzunehmen.

Ein anderer will, daß ich seinen Hühnern den ‹Pfipfas› nehme, womit er entzündliche Beläge im Rachen meint, die man behandeln sollte.

Zu allem hin schaltet Silke ziemlich schnell, was das Mithelfen draußenrum in den Ställen anbetrifft, und sie zieht mir schon in der ersten Woche die Spritzen auf und assistiert bei den Operationen. Ehrlich gesagt, das hätte ich mir nie träumen lassen, daß ich noch einmal so ein Glück haben würde mit einer Frau! Noch nie hat mir die Praxis so viel Spaß gemacht wie jetzt.

Auch die Bauern freuen sich an der Frau Doktor, und sie versteht es auch ganz ausgezeichnet, mit ihnen umzugehen. Immer wieder überreicht man ihr eine Tüte Eier oder eine Büchsenwurst oder einen Korb voll Äpfel oder Birnen.

So sind wir froh und vergnügt und alles läuft bestens.

2 Töchterchen Simone

Der Wintereinsatz in einer Großtierpraxis richtet sich leider nicht nach den Wetter- und Straßenverhältnissen. Oft muß man los, ohne daß man die Räum- und Streufahrzeuge abwarten kann. Daher habe ich immer eine Schaufel in meiner Kiste stationiert, und auch die Schneeketten sind drin, um sie, wenn noch Zeit ist, zu montieren. In diesem Winter aber fährt ja Silke mit, und wenn ich da steckenbleibe, dann habe ich wenigstens jemand, der schiebt.

Einmal allerdings, eines Abends, wo es bereits Nacht ist und Silke am Telefon sein muß, weil die Marie um siebzehn Uhr geht, muß ich noch allein wegen einer Fremdkörperkuh rauf auf den Bläsihof. Letzterer sitzt oben auf einer steilen Kuppe draußen bei Schiefertal, wo ich immer einen Anlauf fahren muß, damit's mit Schwung raufreicht. Heute aber ist diese Anfangsbeschleunigung noch wichtiger als sonst, denn es liegt eine festgefahrene, harte Altschneedecke.

Dreiviertels bin ich den Berg schon droben, da merke ich, wie meine Räder durchdrehen. Im gleichen Moment beginnt auf der steilen Strecke mein fahrbarer Untersatz rückwärts zu gleiten und saust im Dunkel der Nacht unkontrolliert vom Weg ab dem Abhang zu. Raus! Instinktiv öffne ich den Wagenschlag, springe nach draußen, und schon sehe ich die Lichter des Wagens in der Dunkelheit des kleinen Tales verschwinden.

Dann geht es akustisch weiter mit den Geräuschen sich verformenden Blechs und splitternden Glases. Ich springe hinterher. Im Bachgrund hängt er, mein gebraucht gekaufter Opel Kapitän. Seine Rückfront ist arg mitgenommen, aber immerhin, er hat sich wenigstens nicht überschlagen. Wie ich raufstapfte zum Hof, um Hilfe zu holen, sehe ich, wie das überhaupt passieren konnte. Zwei schöne lange Schleifspuren waren da an der steilsten Stelle angelegt, so wie wir als Schulbuben das auch immer gerne gemacht hatten im Winter. Aber wer denkt da dran, am Abhang eines Bauernhofes auf dem Land!

Den Wagen durch die Pferde geschwind rausschleppen, ist diesmal nicht drin, das sehe ich gleich. Deshalb trägt die ganze Bauernfamilie, einschließlich der vier Schleifer, im Pendelverkehr alle Arzneien und Instrumente rauf auf den Hof, auf die Bank in der guten Stube.

Dem Bläsibauern tut die Sache furchtbar leid, das sieht man ihm an. Seine Frau stellt gleich ein Vesper auf den Tisch, und er holt von seinem alten Kirschwasser. Danach schauen wir nach der Kuh und spritzen sie ein, denn die Zeit der Fremdkörperoperationen ist vorbei; man spritzt jetzt nur bei entsprechender Diät drei Tage lang Penizillin in die Bauchhöhle und erreicht gleich gute Resultate, dazu ist es billiger. Der Fremdkörper, der Draht oder der Nagel, der die Magenwand durchstochen hat, bleibt stecken, aber es bildet sich eine Kapsel um ihn, so daß er nichts mehr anstellen kann.

Jetzt zieht der Bauer seinen großen Mistschlitten raus, denn einen anderen besitzt er nicht, und spannt an. Meine ganzen Utensilien werden in eine Pferdedecke gepackt und hinten draufgelegt, während ich mich ebenfalls in einen alten Woilach wickle. Dann fahren wir mit zwei Petroleumfunzeln als Bordlampen los. Wie der Mistschlitten nach einer Stunde vor meinem Hause hält, schaut gerade Silke kurz raus, weil ich ja schon so lange überfällig bin.

«Man kann dich scheint's nicht mehr alleine fortlassen, gleich gerätst du auf die schiefe Bahn! Schade, daß man das nicht fotografieren kann, den Herrn Dr. Pfeffer samt Apotheke und Instrumentarium auf einem Mistschlitten!»

So gelassen Silke diese Situation nahm, so gelassen be-

31

gann sie aber andererseits auch mit der Reduzierung ihres Interesses am körperlichen Zusammensein. Sie war ja von vornherein kein Vulkan gewesen, das ist Ihnen bekannt. Erreichte sie den Höhepunkt unserer Gemeinsamkeit, atmete sie meist erleichtert auf und formulierte ihren Orgasmus auf echt schwäbische Art mit dem Wörtchen: «Jetzatle!»

Und nun erst, da sie im dritten Monat ist, empfindet sie weitere Bemühungen zu dem bereits erreichten Ziel als kindisches Getue. Sie können sich denken, daß mich sowas herb ankommt. Es geht halt immer auf und ab im Leben!

Auch in der Praxis ist das so. Denn wenn einer vielleicht denkt, daß bei einem Tierarzt, der bereits sieben Jahre Praxis auf dem Buckel hat, nichts mehr schiefläuft, dann täuscht er sich ganz gewaltig. Immer noch gibt es genügend Imponderabilien, genügend Unwägbarkeiten, welche die Pfade der tierärztlichen Kunst verunsichern. Erst neulich ist mir so etwas wieder passiert, und zwar beim Kübler auf dem Albhof. Er hatte da eine spickfette Kalbel stehen, von der er wissen wollte, ob sie tragend sei, andernfalls müsse sie am Montag ins Schlachthaus. Er glaube selbst nicht an eine Trächtigkeit, fügte er noch hinzu, weil sie alle drei Wochen rindere, aber sicher sei sicher, ich solle reinlangen. Alles o.k., ich taste mit dem Arm bis zur Schulter im Darme drin nach der Frucht in des Tieres Leib, wie gelernt und hundertmal erfolgreich bestätigt. Leider spürt man in diesem Falle nur verschwommene Konturen, denn überall, auch innen, ist Fett, Fett und nochmals Fett. Es ist, wie wenn man die dicksten Fausthandschuhe anhätte und ein in Wolldecken eingeschlagenes Kalb außerhalb der Reichweite seiner Arme ertasten sollte. Also ein unmögliches Unterfangen! Aber es gibt im sechsten Monat, da war das Tier zum letztenmale beim Bullen, einige Kniffe, die man anwenden kann, und ich tue das, und nach einigen Minuten ist Klarheit geschaffen:

«Herr Kübler, fort mit ihr, die ist leer.»

So weit, so gut! Ein erfahrener Tierarzt, eine gewissenhafte Untersuchung, und doch ein Fehlresultat! Dieser verflixte sechste Monat! Gleich heute lese ich mir nochmals alles durch, was in den Büchern über diese Untersuchung steht. So eine peinliche Angelegenheit, sowas sollte nicht vorkommen! Glücklicherweise ist dies der erste und auch zugleich der letzte derartige Fehler, der mir unterläuft. Einen ganz kleinen Trost aber habe ich. Auch in der Tiermedizin ist niemand vollkommen, obwohl ich schon genug Leute kennengelernt habe, die davon überzeugt sind, daß das auf sie nicht zutrifft.

Im März ist ein neuer Regierungsveterinärrat aufgezogen. Gleich zu Beginn seiner Amtszeit gab er eine Einladung mit Damen, auf der er sich vorstellte und der Hoffnung Ausdruck verlieh, daß es zu einer ersprießlichen Zusammenarbeit zwischen ihm und den Praktikern kommen möge.

Sowas hören wir natürlich gerne, und wir sind sehr angetan von dieser neuen Richtung. Gleichwohl registrieren wir mit gelerntem Mißtrauen, wie er seine einzelnen Funktionen draußen in unseren Dörfern handhabt. Angenehm fällt von vornherein auf, daß unser neuer Kollege keine Privatpraxis ausübt. Dagegen aber klemmt sich Dr. Mangold, wie der neue Mann heißt, mit einem Eifer hinter die Mißstände in den Ställen, daß vielen Bauern Hören und Sehen vergeht. Schaden tut's ja nichts, wenn einer da mal ein bißchen Dampf reinläßt. Die Landwirte sagen zwar:

«Neue Besen kehren gut!» und meinen damit: «Der läßt auch bald nach!» aber vorderhand sind sie alle recht eifrig am Klauenschneiden bei ihren Kühen, am Weißnen ihrer Milchküche und am Spinnwebenfegen. Selbst die chronisch Unrasierten kommen daher wie halbe Playboys, und allenthalben im Ländle, auch in den Metzgereien, beginnt man in hektischer Betriebsamkeit dem Zeitalter der Sauberkeit und Ordnung entgegenzueilen. So lassen wir's uns gefallen. Das ist ein Veterinärrat.

Wir praktischen Tierärzte merken recht schnell, daß wir mit unserem Kollegen Mangold das große Los gezogen

33

haben. Wir veranstalten einen Maienausflug und laden ihn und seine Frau dazu ein. Der Wannenmayer organisiert das alles aufs beste. Wir wandern durch die frühlingsgrünen Wälder und gelangen zu einer Jagdhütte, die dem Wannenmayer gehört. Dort wird Kaffee getrunken und gegen Abend noch gegrillt. Unser gutes Einvernehmen erfährt dadurch eine weitere Stärkung, das Gegeneinander früherer Zeiten ist einem Miteinander gewichen.

So beginnt ganz allgemein gesehen, für die Tierärzte am Albtrauf die Sonne zu scheinen. Die großen Sorgen sind weg, die Turbulenz der Gründerjahre ist vorbei.

Silke befindet sich jetzt im siebten Monat, und sie kann nicht mehr mit auf Praxis fahren; es ist zu gefährlich für sie in den Ställen. So fahren eben Randy und ich zusammen, und mein Hundchen genießt sichtlich den Vorzug, statt Frauchen nun selbst wieder auf dem zweiten Vordersitz Platz nehmen zu können.

Da kommen einige ganz komische Dinge auf mich zu.

Vor einigen Wochen schon war da beim Karch in Enderlingen ein sonderbarer Fall gewesen. Ich komme hin und stelle fest, daß da drei Kälber sind und zwei Kühe, die alle den Schwanz waagrecht rausstrecken und dazu pressen, daß man den Darm sieht. Eine Krankheit mit diesen Symptomen bei soviel Patienten auf einmal? Ich untersuche und untersuche, aber ich komme auf keinen grünen Zweig. Die Sache bleibt mir schleierhaft. Ich spritze ein Spasmolytikum, ein krampflösendes Mittel, und am Abend ruft der Karch dann an und sagt, daß alles wieder normal sei.

Heute nun soll ich, auch in Enderlingen, zu einem gewissen Grünwurm, der ins Geschäft geht und nebenher eine kleine Hühnerhaltung hat. Wie er erzählt, hörte er gestern abend, als es bereits dunkel war, ein Riesengeschrei bei seinen Hennen, die ja sonst um diese Zeit lautlos auf ihren Stangen sitzen und schlafen. Sofort sei er aus dem Hause und durch den Garten geeilt, in der Annahme, ein Wiesel oder ein Marder sei eingedrungen. Da habe er aber in der

34

Dunkelheit eine Gestalt durch die Büsche und über den Zaun huschen sehen, und wie er am Hühnerstall anlangte, sei dort die Türe offengestanden. Nachdem er Licht gemacht habe, entdeckte er, daß zwei von seinen Tieren mit offenem Schnabel und blauem Kamm dasaßen und offensichtlich aus dem letzten Loch pfiffen. Kurz entschlossen habe er sie, um wenigstens den Fleischwert noch zu retten, sofort geschlachtet, und jetzt solle ich ihm sagen, was da sich abspielte, was den Tieren gefehlt habe und welche Rolle die geflüchtete Person dabei gespielt haben könnte.

«Alles der Reihe nach», gebe ich ihm zur Antwort, «jetzt werde ich zuerst mal gründlich nachsehen und alle Organe überprüfen. Ich will vor allem auch die Därme sehen, wo sind die?»

Törichterweise hat er die bereits im Abfalleimer. Aber ich lasse sie herauspuhlen, und dann mache ich mich an die Arbeit. «Ja, Herr Grünwurm», erkläre ich dann nach zehn Minuten, denn bei mir ist inzwischen der Groschen gefallen, «krank sind Ihre Hühner nicht gewesen. Das einzige, was an ihnen auffällt, sind Blutungen im Bereich der Kloake, also der gemeinsamen Mündung von Darm und Eileiter. Dies läßt den Schluß zu, im Zusammenhang mit einem anderen Fall, den ich hatte, daß ein Mann Ihre beiden Hühner gefangen und sie dann sexuell mißbraucht hat. Am besten gehen Sie zur Polizei und zeigen den Tatbestand an!»

Auch ich selbst unternehme was, und zwar warne ich alle Bauern, zu denen ich komme, und empfehle ihnen, auf der Hut zu sein und ihre Ställe gut zu verschließen. Im Volksmund bekommt der Unbekannte auch gleich einen Namen; man heißt ihn den ‹Hennenvögler›, und überall in den Dörfern paßt man jetzt auf, ob man ihn nicht erwischt, um ihn verklopfen zu können, denn man ist der Ansicht, daß dies eine heilende Wirkung hat.

Aber dann hört man lange nichts mehr von solchen Dingen.

An einem Samstagmorgen nun, wie ich gerade in Enderlingen bin, fällt mir ein, daß neulich ein paar Schweine zur gelegentlichen Rotlaufschutzimpfung angemeldet wurden. Ich schnappe also meine Schweinespritze und die Impfstoffflasche und pilgere los in die drei oder vier Bestände, die ich mir aufgeschrieben habe. Ich kenne in den Dörfern ja alle Schleichpfade und Abkürzungen, weiß, wo man am besten über die Zäune steigt, und so lasse ich den Wagen stehen und laufe querbeet von Stall zu Stall.

Im Augenblick springe ich gerade über das Mäuerchen hinter dem Stall vom Bräunle, der einen Nebenerwerbsbetrieb besitzt, das heißt, er geht in die Fabrik und morgens und abends und an den Samstagen versorgt er sein kleines Bauernhöfchen. Wie ich mich so von der Rückseite her den Stallgebäuden nähere, höre ich aus dem Fensterchen des Viehstalles Geräusche, wie wenn jemand stark atmet und keucht. Ich verhalte, schaue durch das Fensterglas, schaue nochmals, und dann beschließe ich zu bleiben und weder zu niesen noch zu husten. Denn was ich sehe, gehört zu den Seltenheiten!

Da steht der Bräunle hinter einem Kalb, und er treibt es mit ihm. Wie es ihm aber zu unruhig wird, wirft er es auf den Rücken und benützt es nach der Art, wie weiland der griechische Gott Pan Schafe und Ziegen benützt hat. Wie ich sehe, daß der Bräunle sein Pulver verschossen hat, gehe ich ums Haus herum und läute am Eingang. Ich muß eine ganze Weile warten und überlege mir inzwischen, was ich jetzt am vernünftigsten tue. Denn der Bräunle, das ist mir klar, der ist der schon lange Gesuchte. Aber – der Bräunle ist auch ein ruhiger, ein ordentlicher und unbescholtener Mann, der eine nette Frau hat und über dessen Ehe nie etwas Nachteiliges gesprochen wurde. Als Tierarzt weiß man ja von jedem Hause die ganze Familiengeschichte. Also bräche jetzt über diese heile Welt eine Katastrophe herein, wenn ich da einen Fehler machen würde. Wenn sowas in einem so kleinen Dorfe bekannt wird, dann ist einer für alle Zeiten erledigt, und hat keine Freude mehr am Leben und seine Frau auch nicht.

Jetzt geht die Tür auf. Der Bräunle steht da, ordentlich gekleidet wie gewohnt, und freundlich läßt er mich ein zum Schweineimpfen. Danach aber sage ich zu ihm, daß wir uns in die Stube setzen müssen und daß wir etwas zu besprechen haben.

Seine Frau, das trifft sich sehr günstig, ist anscheinend in der Stadt beim Einkaufen.

Ich habe den Wunsch, dem Manne zu helfen, nicht ihn in den Abgrund zu stoßen. Ich sage ihm also alles direkt auf den Kopf zu und füge an, daß ich ihn nicht anzeigen werde, sondern daß ich ihm helfen will. Er erschrickt so sehr, wie ich noch keinen Menschen erschrecken sah, und er sitzt da wie ein Häufchen Elend. Aber dann faßt er sich und erzählt von seinem Schicksal.

Er liebe seine Frau, aber nachdem keine Kinder gekommen seien, habe sie sich ihm nur noch verweigert. Im Alltag sei alles gut, aber in den Nächten bauten sich bei ihm Wutgebirge auf und Rachestürme tobten und sein Begehren suche nach Auswegen.

«Jede Nacht», sagte er, «werde ich gepeinigt seit Jahren! Und so gebrauche ich Tiere, und wenn mich die Wut packt, dann quäle ich sie auch, aber dieses mache ich wie im Traum und hinterher bin ich todunglücklich.»

Wie er damit fertig ist, bin ich erschüttert von der Schilderung seines Leidensweges, und er tut mir leid, furchtbar leid.

Jetzt hört man die Frau kommen. Er will weggehen, aber ich sage ihm, daß er hierbleiben soll, daß er sich stark zeigen und seinem Schicksal ins Angesicht blicken soll. Mit ihr war es weit schwieriger, über so ein heikles Thema zu reden, auch deshalb, weil sie zu mir kein solches Vertrauensverhältnis hatte wie ihr Mann. Beiden zusammen versicherte ich mehrmals, daß niemand am Ort etwas erfahren würde und daß es Mittel und Wege gebe, ihr Problem zu lösen, so

37

daß sie beide in Zukunft unbelastet miteinander leben könnten. Ich machte ihnen den Vorschlag, sie sollten sich beide gleich Anfang nächster Woche zum Gesundheitsamt begeben, wo sie sicher sein könnten, daß die Geheimhaltung gewährleistet würde, wo sie gründlich beraten und dann einer eventuellen Heilbehandlung zugeführt werden würden. Ich selbst wolle am Montag früh mit dem Leiter des Amtes telefonieren und ihn um schnelle Hilfe für sie bitten.

Die Frau vom Bräunle war natürlich ganz außer sich gewesen, wie sie von der Sache erfahren hat, aber als ich mich verabschiedete, bedankten sich alle beide bei mir, und ich versicherte ihnen nochmals, daß sie keine Bedenken haben brauchten; ich würde ihnen beistehen.

Aber dazu kam es nicht.

Am Montag früh, wie ich zwischen der Lebend- und der Fleischbeschau geschwind in die Zeitung reinblicke, lese ich, daß man den armen Bräunle aus Enderlingen, zweiundvierzig Jahre alt, im Walde erhängt gefunden hat.

Mir bleibt fast die Luft weg. Herb schüttelt mich das Beben meines seelischen Untergrundes. Das Schicksal hatte mich zum Verursacher letzter menschlicher Verzweiflung gemacht, zum Bringer des Todes. Wohl eine Woche lang gehe ich am Stock, bis ich das verdaut habe. Silke ist mir da mit ihrem vernunftbetonten Denken eine große Hilfe gewesen.

An einem Tag im Juli frühstücke ich mit Silke wie gewohnt zu früher Stunde, fülle dann meine Arzneimittel im Auto nach und starte zu meiner ersten Praxisrunde. So beginnt mein Tageslauf tagtäglich, wenn nicht eine dringende Sache sich dazwischenschiebt. Wie ich alles erledigt habe, ist es elf Uhr, und wie ich heimkomme, was hören da meine entzückten Ohren? Ein Kindchen schreit! Was sagen Sie da? Silke ist doch einmalig! So ganz nebenbei, so zwischen Frühstück und Mittagessen, so im Vorbeigehen macht sie das! Ich bin richtig stolz auf sie. Und wie die

Marie die Suppe hereinträgt, sitzt meine Frau schon wieder bei Tische, und unsere kleine Simone quäkt im Schlafzimmer in ihrem Bettchen.

3 Bübchen Kai

Eines schönen Tages kommt der Wendelin Kirner, der immer gerne einen über den Durst trinkt, an die Haustüre bei uns, und er meint, daß er einen sehr dringenden Fall hat bei seinen Schweinen und daß der Herr Doktor auf der Stelle erscheinen solle, weil es sonst ein großes Unglück gebe. Nun weiß man ja nicht, ob so ein Kerl wie der Wendelin, der oft schon morgens um acht Uhr einen sitzen hat, nur eine Besoffenenmeldung abgibt, oder ob es wirklich pressiert. Daher ist es besser, ich fahre auf der Stelle mal hin, es ist ja am Ort, und schaue mich um. Wissen Sie, den Wendelin haben sie neulich aufgefunden, wie er bewußtlos in der Scheuer lag, und haben ihn mit Blaulicht und Martinshorn ins Krankenhaus gefahren. Es war aber kein Herzinfarkt oder sowas Ähnliches, sondern er war einfach stockbesoffen gewesen. Nach zwei Tagen bereits lief er wieder im Städtchen rum und tat, wie wenn nichts gewesen wäre.

Aber heute scheint der Kirnerbauer richtig zu ticken, denn wie ich seinen Schweinestall betrete und über die Dielen der Bucht zu den Tieren hinschaue, da sehe ich, wie zwei von ihnen mit blauen Bäuchen und blauen Ohren rumliegen und gerade ihren letzten Schnapper tun, während drei andere in der Gegend rumtorkeln, als wären sie halb betäubt. Ehrlich gesagt, ich kann mir absolut kein Bild machen, was da los ist. Vom Wendelin ist auch nichts rauszukriegen, denn das einzige, was er von sich gibt, ist «Scheiße, Scheiße, dreimal Scheiße!» Anscheinend ist er doch schon wieder leicht geistesabwesend, und ich sehe auch, wie er mit der Hand in eine versteckte Mauerspalte greift, die sich im Eck hinten befindet, wo es dunkel ist. Aus dieser zieht er, als er sich unbeobachtet fühlt, eine große grüne Flasche hervor und nimmt daraus ein paar kräftige Schlucke. In dem Augenblick aber – der Wendelin wird denken, der Teufel soll sie holen – platzt die Josefine herein, seine lange hagere Schwester, die ihm den Haushalt führt. Sie hört gerade noch, sie sieht gerade noch, und schon schlägt sie zwei Fliegen mit einer Klappe: Dem ertappten Wendelin reißt sie die Schnapsflasche aus der Hand, und mir Ratlosem wirft sie die Diagnose an den Kopf.

«Sonst ist er's, der so besoffen ist, heute sind's ausnahmsweise mal seine Säue!»

Und dann erzählt die alte Jungfer, wie das zugegangen ist. Der ‹Brüder›, wie sie ihn nennt, hat im Herbst die kleinen sauren Trauben, die an der Südwand des Hauses wachsen, eingeschlagen. Als er aber gestern zufällig an dem Faß vorbeikam, habe er eine tote Ratte in der Brühe schwimmen sehen. Darauf sei selbst ihm, der ja sonst nicht so zimperlich sei, wie ich an seiner ‹Bar› hier im verdreckten Schweinestall sehen könne, der Appetit vergangen, und er habe heute morgen damit begonnen, mit Eimern das vergorene Zeug in den Trog der Schweine rüberzuschaffen, damit die wertvollen Kalorien nicht verloren gingen. «So», meint sie, «jetzt wissen Sie Bescheid!»

Ich wußte. Es gelingt mir, die drei schwankenden Tiergestalten wieder aus ihrer Alkoholgefangenschaft zu befreien, was bei dem Wendelin aber für seine Ärzte ein Ding der Unmöglichkeit ist. Bald liegt auch er da, der ‹Brüder›, mit blauem Bauch und blauen Ohren!

Es hat lange gedauert, aber nun bin ich doch wieder mal mit Schwager Erich unterwegs, und wir machen einen Nachtspaziergang über Schwipfingens verschneite Fluren und schauen uns die Sterne an.

«Veith», sagt mein Schwager, wie wir schon eine halbe Stunde schweigend dahingehen, «geht's dir nicht auch so: Alle für so wichtig gehaltenen Dinge des täglichen Lebens werden vor diesem funkelnden Nachthimmel zu nichts.

Man wird der ganzen Einfalt seines Tuns und Denkens gewahr.»

«Genau! Wie du mir früher einmal sagtest, ‹sub specie aeternitatis›, unter dem Gesichtspunkt der Ewigkeit, sollte man sein Leben betrachten und seine Werke prüfen! Und was tut man dagegen? Nur bis vor die eigenen Füße reicht der Blick, engstirnig erliegt man den Unmittelbarkeiten, wo doch Distanz die einzige Möglichkeit der Weisheit ist.»

«So ist es, Veith! Wie der Mohn oder der Ginster entlang den Bahngeleisen wächst, so liegen auch der Menschen Gedanken nahe den Alltäglichkeiten ihrer Lebensstrecke.»

«Ihre Betrachtungsweise wird allein bestimmt durch das Angenehme und das Widerwärtige ihres engsten Umkreises. Dadurch entsteht dann das Unwesentliche ihres Wesens und dazuhin ein ihr ganzes Leben lang nie versiegender Strom von fehlerhaften Interpretationen und Reaktionen.»

«Das glaube ich auch. Und deshalb wird das Hereinrücken des Unendlichkeitsbewußtseins in die menschliche Gedankenwelt zu einer zentralen Frage von uns Planetenbewohnern.»

Hinaufschauend, empfindend und denkend, so durchziehen wir die Nacht.

Sie können Erich und mich jetzt ruhig für Spinner halten, wenn Sie wollen, aber ich muß Ihnen sagen, so ein Weg unterm Sternenhimmel und Besinnung auf tiefere Gedanken ist für mich jedesmal wie ein Gang durch einen Kirchendom und wie ein Schritt zur Wesensfindung des Höchsten.

Aber nicht, daß Sie nun der Ansicht sind, der Pfeffer wandle jetzt mit einem Heiligenschein durch die Gegend. Das hat mit dem gar nichts zu tun. Im Gegenteil, in mir pfupfert es nämlich seit einiger Zeit wieder gewaltig, und meine fleischlichen Gelüste, wie man kirchlicherseits das nennen würde, bewegen sich auf einen nicht mehr zu übersehenden Höhepunkt zu.

Denn wiederum lebe ich seit Monaten in einer Fast-

Fastenzeit. Silke erwartet nämlich Ende Mai unser zweites und geplant letztes Kind. Ade Coitusculum, ade beruhigendes, entspannendes, wunderschönes Liebhaben, hieß es da wieder für mich. Einmal im Monat, meint Silke, wäre in dieser Situation mehr als genug. Aber, einmal im Monat oder einmal am Tag, diese unsere differierenden Bedürfnisse schaffen echte Schwierigkeiten. Ein Bachbett im Sommer, ein Bachbett im Frühjahr, das sind wir zwei!

Einmal im Monat also, und auch dann nur als Duldung, nur in einfachster Ausführung, nach Schema F! Wissen Sie, was das ist? Das ist Erbsenbrei, immer und ewig nur Erbsenbrei! Und ich frage mich: Ist das Treue, hungern und hungern und dann Erbsenbrei? Ich kann mir auf die Dauer nicht einreden, daß das ein scharfgewürztes Steak sei, dieser fade Erbsenbrei, und daß man mit einer kleinen Portion davon vier Wochen lang aushalten kann. Und dabei liebe ich doch meine Frau, und es zieht mich hin zu ihr!

Am Tage bringt meine Frau alles, in der Nacht dagegen rein nichts. Es ist eine Heimsuchung! Was mache ich nur?

Zunächst nur ein Gedicht, aber eines mit der gefährlichen Tendenz treuloser Gedanken.

> *Zu oft ist das Klima kühl,*
> *und töricht scheint es,*
> *nicht nach Süden fortzuwandern.*
> *Denn Tulpen sind keine Rosen,*
> *und Wärme unter Röcken und Hosen,*
> *die find' ich überall!*

Aber nun wieder zurück zu meiner Praxis, denn ich muß Ihnen auch noch den Blaser und die Hermine, zwei alteingeführte Spezialisten in der Schwipfinger Gegend vorstellen, die nach Ansicht mancher sich in bezug auf die Heilung von Tier und Mensch vieler unvergesslicher Erfolge rühmen können.

Der Blaser, ein altes Männchen, das draußen bei Schiefertal abseits am Waldrand in einer Scheuer haust, wird von einigen Bevölkerungsteilen als Halbheiliger angesehen. Er führt ein äußerst einfaches Leben und ernährt sich hauptsächlich von der Milch seiner Ziegen, die er in der Scheuer hält und von den Wurstzipfeln, die er von den Metzgern geschenkt bekommt. Seine, wie manche versichern, einmalig starke Methode, kranke Organe wieder gesund zu machen, ist das Blasen. Und das funktioniert so.

Hat eine Kuh beispielsweise ein krankes Bein, dann nimmt sich der Blaser einen Melkschemel und setzt sich davor. Jetzt versenkt er sich ins Gebet, und nach zirka zehn Minuten beginnt er zu pusten und pustet die Krankheit aus dem Leib des Tieres heraus; er bläst! Dieses Verfahren, das ein Uneingeweihter leicht anzweifeln könnte, ist althergebracht und tausendfach bewährt.

Gut also, das wollte ich eigentlich nur sagen, von dem Blaser hört man jetzt nur noch selten etwas, und auch von der Hermine, welche ein noch viel weitgehenderes Ansehen genießt, ist selten noch die Rede. Was die Brillanz ihrer Fähigkeiten betrifft, so steht sie haushoch über dem Blaser, denn sie macht alles vom Schreibtisch aus. Sie kann darauf verzichten, in die Ställe zu gehen und sich den Patienten anzusehen, denn sie arbeitet intuitiv, und sie erledigt Geburten ohne ihr Dabeisein auf eine Distanz von zehn oder fünfzehn Kilometern, wenn es sein muß. Und das heißt was, das werden Sie nicht bestreiten wollen. Da erzählt man sich beispielsweise heute noch ab und zu an einem Stammtisch, wie der Kissling vom fernen Bärenhof auf dem Grasberg zu Fuß nach Schwipfingen gelaufen ist und der Hermine vorgejammert hat, daß seine beste Kuh schon den ganzen Tag mit der Geburt umgehe und es total unmöglich sei, das Kalb herauszubringen. Sämtliche Nachbarn und auch der Schmied hätten schon alles Menschenmögliche versucht. Jetzt habe sie noch zu fressen aufgehört, und er fürchte, daß er sie schlachten müsse. Sie, die Hermine, sei jetzt noch seine einzige Hoffnung.

Da betete die Hermine eine Stunde lang mit dem Bärenhofbauern und schärfte ihm ein, daß er ganz fest an ihre Heilkraft glauben müsse, und schickte ihn daraufhin nach Hause mit den Worten:

«Wenn du heimkommst, Xaver, wird das Kalb ohne fremde Hilfe geboren sein!»

Und tatsächlich, wie sie es gesagt hatte, so war es geschehen. Ehrfürchtig horcht daher auch heute noch mancher solchen Erzählungen, nur die modernen Jungbauern, und die werden jedes Jahr mehr, spötteln über die Hermine und erzählen von Fällen, die ganz andersrum gelaufen sind, und daher verlassen sich solche Leute lieber auf ihren Tierarzt und auf dessen Methoden.

Aber auch der, das hat sich schon öfter gezeigt, hat seine Probleme. Wie jetzt gerade wieder, wo der Schulzenbauer ein krankes Pferd hat, dem der ganze Bauch und auch die Brust verschwollen ist und das er nicht mehr einspannen kann.

«Reichlich spät!» sage ich zu ihm, wie ich diese bedenkliche Geschichte zu sehen kriege, «wie hat's denn angefangen?»

«Ha», antwortete der Schulz, «vor vierzehn Tagen sind sie mir durchgegangen, meine zwei Braunen. Erst bei Wasserheim drunten sind sie wieder zum Stehen gekommen. Aber außer ein paar Schürfungen habe ich nichts feststellen können. Von dem kann's nicht kommen. Außerdem ist der Wallach ja auch erst eine Woche später krank geworden!»

«Und wie!» gebe ich zurück und taste die meterlange Geschwulst ab. Sonderbar, höchst sonderbar, ich kann mir keinen rechten Vers machen aus der Angelegenheit, ich schwimme. Zwar ist da eine kleinere, beinahe vernarbte Verletzung vorne hinter der Schulter, aber die Geschwulst beginnt erst weiter hinten. Einige Tage behandle ich mit Antibiotika und mit Umschlägen, aber es wird immer schlimmer mit dem Pferd. Jetzt sind bereits die Hinterbeine dick, und das Tier steht steif da und schaut schmerzvoll drein, und viel fehlt nicht mehr bis zum Pferdemetzger. Ich probiere alles Mögliche, aber nichts fruchtet. Mein Patient gleicht nun bereits einem Skelett mit Wassersucht, und sein Aussehen und seine Leiden verfolgen mich bis in meine Träume.

Da, eines Tages, wie ich die Hoffnung schon aufgegeben habe, entsteht an einer Stelle ein schwabbelndes Säckchen unter der Haut, in das ich sofort hineinschneide. Gelber Eiter läuft mir über die Finger, aber es ist nicht viel, was da rauskommt, höchstens ein Viertelliter. Da schiebe ich den Zeigefinger in die leergelaufene Eiterhöhle, um einen eventuell gestoppten Abfluß wieder freizulegen. Aber an dem lag's nicht. Dagegen erstarre ich fast, wie meine Fingerspitze auf einen harten, kratzenden Gegenstand stößt, ganz in der Tiefe. Was ist das? Was kann das sein? Ich habe keine Ahnung! Aber ich erweitere die Wunde, bohre ohne jede Schmerzempfindung von seiten des Tieres weiter mit dem Finger, solange, bis ich zufassen kann. Und dann rufe ich aus: «Holz! Holz ist da drin!»

Schon laufe ich zum Auto und hole meine lange, schmale Albrecht-Zange. Die schiebe ich zehn Zentimeter in die Tiefe, packe zu und ziehe. Aber das Holz sitzt fest. Ganze fünf Minuten dauert es, bis ich's in Zentimeterarbeit langsamst herausgezogen habe. Einen halben Meter ist es lang und etwa drei Zentimeter hat es im Durchmesser. Eine Menge blutiger und eitriger Flüssigkeit ergießt sich gleich hinterher aus der Wunde, und der Schulzenbauer hält das splittrige Holzstück in den Händen und zittert dabei.

«Meine Deichsel, meine Deichsel!» stößt er hervor, «sie haben doch die Deichsel abgebrochen, als sie durchgingen! Bestimmt ist dabei dem Wallach dieser Spieß in den Leib gedrungen!»

Sehen Sie, wie's einem ergehen kann! Aber glücklicherweise erholt sich der Patient wieder so nach und nach, und der Schulzenbauer spannt ihn vier Wochen später schon wieder ein. Und wie der Schulzenbauer so ist, bringt er die ganze Chose recht aktiv unter die Leute, und bald ist sein

Wallach im ganzen Städtchen als das «Deichselpferd» bekannt.

Ende Mai ist es bei Silke soweit, und sie bringt ein Bübchen zur Welt, das wir Kai heißen. Genau wie schon bei Simone geht alles ohne jedes Aufheben vonstatten, nur daß ich es diesmal fast miterlebe, denn es geschieht direkt neben mir, zur Zeit der Nachtruhe, so gegen zwei. Fast, habe ich gesagt, denn ich habe einen guten Schlaf. Als wir zu Bett gingen, war nicht das Geringste zu vermuten, und als mich Silke wachrüttelte, da quäkt bereits mein Söhnchen neben mir. Schlafen und gebären, Seite an Seite, werden Sie denken, das sind Zustände! Aber meine Frau lächelt.

«Wenn du schläfst, dann schläfst du. Das wolltest du doch sagen!» Aber ich flitze schon längst in der Gegend rum und mache mich nützlich, und hernach küsse ich Silkes Hand, die Hand meiner wunderbaren Frau, und lasse sie nicht mehr los.

Und in Gedanken küsse ich Silkes Hände auch, wie ich ihr drei Monate später sage, daß ich jetzt dringend mal andere Tapeten brauche und eine Reise vorhabe nach London. Sie selbst ist ja so beschäftigt mit dem Baby und mit Simone, daß für Papi ohnehin keine Zeit vorhanden ist. Silke schaut mir verstehend in die Augen und antwortet:

«Geh nur, Lieber. Es wird dir guttun.»

Ich bin ganz sicher, daß sie da recht hat, und sie ist, was das betrifft, die idealste Ehefrau, die man sich denken kann.

Und bald darauf schlafe ich im Liegewagen Stuttgart-Ostende, überquere auf der ‹Prins Albert› den Kanal und sitze einige Stunden später bereits mitten in London in der Nähe von Charing Cross in einem kleinen Lokal. Wohnen tue ich in Aldgate in einem billigen Hotelchen, und von dort aus starte ich zu meinen täglichen Fußmärschen quer durch die ganze Stadt. So um die zwanzig, dreißig Kilometer kommen da immer zusammen, und Blasen an den Fußsohlen gibt es und einen Sonnenbrand auf der Stirne. Alles interessiert mich, alles will ich sehen. Daher gehen meine

Schritte auch oft abseits der Sightseeing-Attraktionen durch die Nebenstraßen des Londoner Lebens.

Im Leadenhall Market hängen geschlachtete Lämmer aus Neuseeland und Schweinehälften aus Dänemark. Weder sind bei diesen Tieren die Organe angeschnitten worden, noch hat eine Trichinenschau stattgefunden, stelle ich fest. Auch fehlen die Stempel, ohne die es bei uns zuhause nicht geht. Hm, hm! Andere Länder, andere Sitten! Auch im Windmill-Theater, dem Moulin Rouge der Themseleute, gelten andere Regeln. Das frivole Programm rollt zwar ab, doch die Englishmen machen dazu todernste Gesichter und sitzen stocksteif in ihren Sesseln.

Das exzellente englische Frühstück genieße ich mit Zungenschnalzen, dagegen nippe ich stirnrunzelnd an dem warmen läpprigen Bier. Und eines Abends auf meinen Wanderungen lande ich in Soho in einem Negerkeller. Was das ist? Gleich werden Sie sehen!

Von der Straße aus ein mehrstöckiges Bürgerhaus in einem Viertel, auf dessen Trottoirs schwarzhäutige Mädchen patrouillieren, und auch braune und weiße natürlich. Man tritt in einen alten Laden ein, der leer ist, durchquert ihn und steht dann vor einem Tischchen, an dem zwei Herren sitzen, die einen auffordern, in das vor ihnen liegende Buch Name und Adresse einzutragen. Danach steigt man eine gewundene Treppe hinunter und gelangt durch einen düsteren Gang, in dem sich Abenteuerliches zu tun scheint, in ein Kellergewölbe, in dem getanzt wird. Und wie! Neger, hauptsächlich Matrosen, und blutjunge hübsche Mädchen bewegen stehend ihre Körper aneinander. Eine spermaschwangere heiße Luft dringt durch Nase und Leib, eine laute aufreizende Musik betäubt Ohren und Denken. Es wird einem regelrecht schwindelig zwischen den Beinen hierdrin, und mehr noch, wenn man zwei Whiskys intus hat und zuschaut, wie der Bandleader nicht mehr an sich halten kann und vom Podium herab ejakuliert.

Aber wenn Sie einmal absehen wollen von diesem

Negerkeller und der Neugier des Entwöhnten, und wenn Sie absehen von einer Gelegenheitsliebe des Alleinurlaubers, dann können Sie bemerken, daß der Veith Pfeffer auch ein sehr nachdenklicher Mann ist, der weder in Dümmlichkeit noch in einer primitiven animalischen Daseinsart dahinleben will. Auf seinen langen Spaziergängen entlang der Themse kommen ihm viele Gedanken, ernste und tiefe, und er nimmt sich vor, verschiedene davon zu realisieren. Zum Beispiel will er sich um die Erstellung eines eigenen Weltbildes bemühen. Das wird von ihm viel geistige Arbeit, viel Selbststudium erfordern, und er wird seine Zwei-Bücher-Bibliothek Zöberlein – Mark Aurel erweitern müssen.

Wieder daheim und glückstrahlend aufgenommen von Silke, und glückstrahlend selbst ob dieser herzlichen Zuneigung und unserer goldigen Kinderchen, werde ich sogleich hineingezogen in einen Strudel schnellen Sterbens, den ich in zwei Ställen bei Kälbern erlebe.

Es fängt ganz harmlos an. Ein Kalb erkrankt, ein zweites auch noch. Sie werden behandelt, sie gesunden. Ein ganz alltägliches Vorkommnis in jeder Praxis. Aber diesmal gesunden sie eben nicht, sondern sie verenden am selbigen Tage. Verflixt! Und wie am nächsten Tage wieder eines nicht saugt, wie sich's gehört, da ziehe ich natürlich alle Register therapeutischer Möglichkeiten, gebe Injektionen und Infusionen mit Spitzenpräparaten, lasse diverse hygienische Maßnahmen ergreifen und überschlage mich beinahe vor Aktivitäten. Aber auch dieses Tier stirbt, sogar noch schneller als die anderen.

Ich kann Ihnen sagen, da wird's einem direkt unheimlich. Ein drückendes Unfrohgefühl beschleicht mich, und schon wieder fangen zwei Neue an. Ich stehe da und presse mir die Nase platt am Schaufenster meiner eigenen Unvollkommenheit. Der Tod, als großes Überraschungsnegativum, beherrscht die Szene, und der Veith Pfeffer steht vor einem der immer wieder auftauchenden unlösbaren Rätsel seines Berufes: Tiere behandelt er, die dem Tod gehören.

Natürlich habe ich ein Kalb eingeschickt zur bakteriologischen Untersuchung, natürlich gibt es einen Befund und natürlich verfüge ich nach einigen Tagen über einen stallspezifischen Impfstoff, aber inzwischen sind die geheimnisvollen Fälle keineswegs abgerissen und sage und schreibe acht Kälber sind still und schnell dahingestorben.

Aber so undurchschaubar und geschwind der Tod herzugetreten ist, so geht er auch wieder. Noch bevor der Impfstoff zum Einsatz kommt, ist's vorüber. Nichts hat sich geändert, aber kein Tier erkrankt mehr, schlagartig ist alles wieder in Ordnung. Das Woher und das Wohin – unergründlich bleibt es für mich, den Fachmann, unergründlich wie meines eigenen Lebens Herkunft und Verbleib.

Was die geschädigten Landwirte betrifft, so müssen die schon ein überdurchschnittliches Vertrauen haben zu ihrem Haus-Tierarzt, wenn's in einer solchen Situation nicht kriseln soll. Denn pausenlose Verluste ertragen, ohne daß Hilfe zu erhoffen ist, kann man keinem zumuten. Deshalb atme ich hörbar auf, wie die Zeit des schnellen Sterbens überstanden ist, wohl wissend, daß sie eines Tages wiederkommen wird und daß manch einer der Kollegen als Trost sagt:

«Wo nichts kaputtgeht, verdient man auch nichts! Paß auf, wie die jetzt ihre Kälber schutzimpfen lassen!»

Wie der Herbst wieder ins Land zieht und ich so meine Praxisrunden kurbele durch mein schönes Ländle, durch mein Allgäu am Wiesenbach, da wird mir auf einmal bewußt, daß ich ja schon so lange nicht mehr droben gesessen bin am Rande vom Grasberg und heruntergeschaut habe. Dort oben ist immer mein Lieblingsplatz gewesen. Man kann von hier aus so wunderschön das ganze Voralbland überblicken, bis hinüber zum Hohenstaufen, zum Rechberg und zum Stuifen. Und man sieht unten das Hasental und drüben am Fuße vom Freßberg mein Schwipfingen. Hier war es auch, wo ich einstens, als ich die Praxis anfing, mich in dieses Stückchen Erde verliebte, das ich jetzt Heimat heiße.

Aber ach, wie lange schon bin ich dort am Wiesenraine nicht mehr gesessen, wie lange schon ist es her, daß mir der Herbstwind den Geruch der Kartoffelfeuer zutrug! Zu nichts habe ich mehr Zeit. Es ist ein regelrechter Hetzbetrieb geworden aus meiner anfänglich so armseligen Minipraxis. Von einem rast man zum anderen. Denn arbeitet man gerade irgendwo und weiß dabei, daß zwei, drei andere Bauern bereits unter ihrer Stalltüre stehen und denken: «Wo steckt er denn nur?» dann steht man schon unter Druck. Und wenn es passiert, daß dieses oder jenes Tier möglichst frühzeitig versorgt werden sollte, es sich aber am anderen Ende des Praxisgebietes befindet, und man nicht den ganzen Tag kreuz und quer fahren kann, sondern seine Tour einer vernünftigen Einteilung zufolge abfahren muß, dann bedeutet dies erneut einen Streß. Eine solche Hasterei von früh bis spät kann einen regelrecht zermürben, und mir macht ein solcher Betrieb rein gar keinen Spaß mehr.

Ins Gegenteil ist alles umgeschlagen! Am Anfang war's zu wenig, jetzt ist's zu viel. Zwar ist man König in seinem Königreich, aber die Freizeit ist beim Teufel, und die Gesundheit schlägt auch bald diese Richtung ein. Gereiztheit, und ab und zu Magenschmerzen sind die ersten Vorboten.

Bei einem Fünfzehn-Stunden-Arbeitstag ist das auch kein Wunder. Hol der Kuckuck solch ein Leben! Und nachts noch raus, zwei- oder dreimal die Woche! So schön die Tätigkeit des Helfens und Heilens ist, so unverträglich für Körper, Seele und Geist wirkt sie in Form einer Nonstop-Betätigung.

Um sechs Uhr in der Frühe fahre ich fort, abends wird es meist zehn Uhr, manchmal sogar noch später, bis ich heimkomme. Weit habe ich nicht mehr bis zum Zustande meines ehemaligen Lehrtierarztes. Damals hatte ich mir vorgenommen, so dürfe es bei mir einmal nie werden! Aber jetzt, was ist?

Zwei Sechsfamilienwohnhäuser erwarb er, der alte Grass, mein Chef. Dazu noch einen großen Wald und einen kompletten Bauernhof. Aber was hatte er davon? Von alldem hatte er nichts, gar nichts, denn seine Familie ging zugrunde. Er selbst richtete sie zugrunde, und ihr Untergang zog den seinen nach sich. Raffen war sein einziges Ziel gewesen, und dabei hatte er gar keine Zeit mehr, sein Geld auszugeben, es umzusetzen in Glück und Lebensfreude. Sein tägliches Vergnügen war das Geldzählen nachts im Bett.

Aber mein Gress, mein Großraumpraktiker, glaubte eine honorabel wirkende Entschuldigung für sein unsinniges, einfältiges Tun zu haben, und mit großer Vergeblichkeit bemühte er sich, mir seine Argumentation glaubhaft zu machen.

«Wenn ich was tue», brüstete er sich, «dann tue ich's auch ganz!»

Mit dieser Behauptung nahm er für seinen Lebensirrtum einen Grundsatz in Anspruch, den man genauso auf das Familienleben und vor allem aber auf das Leben in seiner Gesamtheit anwenden müßte. Was er machte, das tat er ganz. Es stimmte noch in einer zweiten Beziehung. Denn nachdem seine Frau gegangen war und sein Sohn ihn am Kragen gepackt und die Treppe hinuntergeworfen hatte, war sein blinder Tatendrang mit einem Male gestoppt, brach alles zusammen über ihm, war alles zunichte. Von nun ab verfiel er dem Alkohol, und er verfiel ihm ganz.

So ist er heute ein Wrack, und ich fahre immer mal wieder hin oder rufe an, um ihm, dem einstmals so großen Könner und Alleinherrscher, dem Gestrandeten, dem Opfer seiner eigenen Sichtbegrenztheit ein wenig Trost zu spenden in seiner Einsamkeit.

Aber ich, ich Massenarbeiter, ich Großbesamer, ich, der gescheiter sein müßte, schlittere, wie ich feststelle, haargenau in dieselbe Richtung. Nur daß Materielles bei mir weniger eine Rolle spielt. Denn wissen Sie, wie Silke die Buchführung übernommen hat, da habe ich ihr auch gleich die ganzen Finanzgeschichten übergeben. Mir ist's am liebsten, wenn ich mit Geldsachen nichts zu tun habe. Immer wieder, immer mehr aber meldet sich bei mir in meinem Hirne die Erkenntnis: Wer eine ‹praxis aurea›, eine goldene Praxis, besitzt, der ist das ärmste Würstchen, das rumläuft.

Seufzend schließe ich meine Betrachtungen ab, ohne mir aber ernsthaft Gedanken darüber zu machen, wie es vernünftigerweise weitergehen müßte. Und insofern bin ich kein bißchen gescheiter als jeder andere, der sich von der Dämonie des Berufes packen läßt, ohne Widerstand zu leisten.

Daß man unter solchen Umständen die ohnehin unbeliebten schriftlichen Praxisarbeiten vernachlässigt, wird manchem verständlich erscheinen. Ich glaube, daß es nicht sehr viele unter meinen Kollegen gibt, die eine derartige Aversion gegen Schreibtischarbeiten haben wie ich. In meinem Tagebuch steht der Satz: «O wie zu hassen sind sie, die keimfreien Stunden geschäftlicher Manier», und ich meine damit ausschließlich den Papierkrieg.

Bei uns hat ja Silke das Rechnungsschreiben übernommen, seit sie wegen der Kinder nicht mehr mitfährt. Am Anfang hatten wir dabei allerhand Probleme, denn als meine Holde meiner damaligen Buchführung auf die Spur kam, war sie glattweg entsetzt.

Gleich einer riesigen, von Gewittern begleiteten Flutwelle kam meiner Frau Gründlichkeit daher und spülte meine ganze Zettelwirtschaft durcheinander.

«Wie soll man Rechnungen schreiben», meinte meine Teuere, «wenn du auf Bierdeckeln und Sprudelblöckchen und dazuhin noch in unleserlicher Schrift deine abgekürzten Aufzeichnungen machst? Zwei große Kartons voll hat es gegeben. Wie soll da einer durchfinden?»

Ich wurde ganz schön zurechtgestaucht und getrimmt. Da sie aber recht hatte, maulte ich zwar, doch nur verhalten. Und ich machte von jetzt an jeden Abend eine halbe Stunde Eintragungen in die Kartei, die meine Frau angeschafft hatte.

«Du hast bestimmt seither die Hälfte vergessen aufzuschreiben, wie ich dich kenne. Und dann kannst du ja auch den Leuten nicht nur alle zwei Jahre eine Rechnung schikken; die trifft ja der Schlag, wenn sie den Endbetrag lesen. Veith, du bist unmöglich!»

Da habe ich's. Aber obwohl ich murre, bin ich erleichtert und bin's zufrieden. Endlich kümmert sich jemand mal um die Papierberge auf meinem Schreibtisch.

Auch in einer weiteren Hinsicht kann ich mein Frauchen gar nicht genug loben. Ich meine die Kochkünste, mit denen Silke meinen Gaumen entzückt. Denn essen, gut essen und viel essen, ist immer noch mein großes Hobby und glücklicherweise auch das ihre. So genießen wir täglich gemeinsame Freuden bei Tisch. Und das ist, Sie werden mir zustimmen, ein nicht zu unterschätzendes und äußerst angenehmes, gut kittendes Positivum einer Ehe. Oft kocht Silke so Spitze, daß ich zu ihr spreche:

«O Schatz, heute sollte wieder mal Buckel auch Bauch sein!»

Nun wird es aber Zeit, daß ich Ihnen auch mal was aus meiner Kleintierpraxis erzähle. Denken Sie, da ruft doch neulich jemand an und sagt ins Telefon hinein:

«Herr Doktor, der Jimmy Ladwig ist so sexy, was soll ich denn da machen?»

Amüsiert gebe ich zur Antwort:

«Sie haben die falsche Nummer gewählt, liebes Fräulein, hier ist der Tierarzt! Sie sollten einen Humanmediziner anrufen oder die Eheberatung oder ein Versandhaus vielleicht wie Beate Uhse!»

«Nein, nein», kommt es zurück, «ich bin richtig! Mein Name ist Ladwig, und Jimmy ist unser Zwergschnauzer. Aber diese halbe Portion von einem Hund ist jetzt bereits fünfundzwanzigfacher Vater, und es wird immer schlimmer mit ihm. Von Wasserheim unten bis Enderlingen rauf, überall kennt man ihn, und überall dort laufen junge Jimmys rum und die Leute schimpfen. Da muß was geschehen!»

Nun, wir vereinbaren einen Termin in der nächsten Woche, wo der so Liebesaktive seine zwei Sexmotörchen abliefern sollte. Aber des Jimmy Ladwigs Schicksal entzog sich menschlichen Einflüssen. Eine Krankheit, die man Staupe nennt, rafft ihn trotz aller meiner Bemühungen vier Tage später hinweg. Aus Nase und Augen lief gelber Eiter, dazu bestand verheerender Durchfall mit hohem Fieber. Diese Viruserkrankung, deren Symptome sehr verschieden sein können, ist derzeit die Geißel ganz Europas. In regelrechten Seuchenzügen überzieht sie die Länder, und meine Berufskollegen und ich haben nur stumpfe Waffen gegen sie. Nur die Begleitbakterien können wir mit Erfolg bekämpfen, und die allgemeine Körperabwehrkraft können wir kräftigen, das Virus selbst jedoch ist unangreifbar und macht, was es will.

Speziell aber fürchte ich die Zeitbombe, die unter einer jeden scheinbar überstandenen Erkrankung tickt. Denn nach Wochen und Monaten kann sie plötzlich hochgehen.

Wie das im Falle einer Dienerin der Liebe, Mausi Glöckle, das heißt ihres Hundes gewesen war. Schwipfingen nämlich ist in seinem städtischen Charakter bereits so weit gediehen, daß es auch Angehörige dieses traditionsreichen Gewerbes – ‹Handwerks› hätte ich fast gesagt, aber das stimmt ja nur teilweise – in seinen Mauern beherbergt. Allerdings, das muß man dazu sagen, praktizieren diese Damen nicht am Ort, sondern in der Kreisstadt, wo einige Kasernen einen guten und auch anhaltenden Auftragsbestand sichern.

Jedenfalls, um zur Sache zu kommen, Mausis Hund machte drei Tage lang eine leichte Staupe durch, wurde von der außerordentlich besorgten Besitzerin bestens versorgt und gepflegt und von mir täglich behandelt. Alles lief einwandfrei, und das Tier sprang wieder und tollte und fraß, daß es eine Freude war. Vier Wochen lang. Und dann weinte Mausi eines Tages ins Telefon und bat um baldmöglichsten Besuch, denn ihr Hund klappere mit dem Gebiß und habe so komische Zuckungen und fresse nichts mehr.

Gehirnstaupe, die Zeitbombe! Das Virus hatte die Gehirnzellen angegriffen! Aussichtslos, fast immer aussichtslos. Einmal habe ich einen durchgebracht.

«Ganz egal, was es kostet, probieren Sie alles!» Mausi schluchzte und war ganz außer sich.

Beinahe eine ganze Woche noch versuchte ich, die Viren zu stoppen. Bis hin zum Schlangengift kam alles zum Einsatz, was diesbezüglich auf dem Markt war. Aber die Viren blieben Sieger.

Nebenbei: Sie schaufelten sich mit diesem Sieg selbst ihr Grab. Denn mit ihrer Ernährungsbasis, dem von ihnen zugrundegerichteten Hundekörper, mußten auch sie untergehen. Ob es wohl, so kommt's mir in den Sinn, den Viren des Planeten Erde, den Menschen, auch so ergehen wird?

Aber ich will Ihnen noch geschwind mitteilen, wie die Rechnung für diese Staupenbehandlung beglichen wurde. Silke rief ins Zimmer herein:

«Veith, du sollst bitte mal rauskommen!»

Und da stand sie dann vor unserer Glastüre, die Mausi Glöckle. In einem braunen, ledernen Minirock und weißem, engem Pulli trat sie strahlend auf mich zu. Dabei hielt sie in der einen Hand ihre Rechnung, mit der anderen faßte sie mich um die Hüfte. Und sie sprach, während sie ihr eines Bein gekonnt leicht zur Seite setzte, zu mir wie folgt.

«Doktor, Sie haben sich so viel Mühe gegeben mit meinem armen kleinen Hundchen! Ich will das nicht mit Geld begleichen, das wäre ordinär. Mein Dank kommt von Herzen, ich schenke Ihnen daher ein Abonnement! Bitte!»

Mit diesen Worten drückte sie mir meine Rechnung und einen handgeschriebenen Zettel in die Hand, auf dem geschrieben stand: «Jahresabonnement! In Dankbarkeit, Mausi Glöckle.» Und das an meiner Glastüre!

Glauben Sie mir jetzt endlich, daß wir Tierärzte gefährlich leben? Schäferstündchen als Honorar, Bezahlung in Naturalien! Und naturalia, von denen heißt es doch, non sunt turpia!

Doch ich bin abgeirrt.

Noch ein anderer ‹Spezieller› hatte einen Staupehund.

«Abspritzen! Spritzen Sie mir den Hund ab!» So kommt er zur Türe herein. Ich blicke auf das Tierchen da unten an der Leine und sehe sofort, daß es nicht im geringsten einen kranken Eindruck macht und daß deshalb zur Sterbehilfe, wie es dieser Mensch mit seiner rüden Ausdrucksweise verlangt, gar kein triftiger Grund vorliegen kann. Während ich diesen feinen Herrn nun mit kritischem Blick fixiere, eifert er mit hochrotem Kopfe weiter:

«Der Hund muß weg! Wenn Sie es nicht machen, geh ich woanders hin. In meiner Nachbarschaft sind bereits zweie an der Staupe eingegangen. Ich will nicht auch so ein Theater. Außerdem ist morgen Müllabfuhr, da muß er mit!»

So habe ich noch keinen zusammengestaucht, wie den, das können Sie mir glauben. Ein Tier als Gebrauchsgegenstand betrachten, den man nach Belieben in den Abfalleimer werfen kann! So einer kommt mir gerade recht! Hochkantig schmeiße ich ihn raus. Protzig kam er rein, geduckt macht er sich aus dem Staube.

Zu Beginn des Winters ist's ein wenig ruhiger in der Praxis als sonst, und so mache ich mich daran, an den langen Abenden, in den langen Nächten meine Gedanken von der Themse zu realisieren und mich um die Beschaffung eines eigenen Weltbildes zu bemühen.

Literatur habe ich mir besorgt, und so beginne ich, in den Schubladen meiner Betrachtungen zu kramen, alles zu notieren und Fehlendes aus den Büchern zu ergänzen. So bastele ich, so lerne ich, so erweitere ich meinen Horizont. Schließlich stelle ich mit Freude fest, es ist gelungen. Zum erstenmal in meinem Leben kann ich meine Füße auf eigenen geistigen Grund und Boden setzen.

Meine Aufzeichnungen beginnen mit folgenden Sätzen:

«Wahre Erkenntnis kann nur resultieren aus dem Wissen um die Gesamtproblematik des Daseins und aus dem

Durchblick durch Kosmos und Menschenleben. Daher versuche ich einen kurzen Abriß aller Fakten vom Ursprung an bis heute. Ich will die Dinge nach ihrer Bedeutung werten und einordnen.»

So handelten meine Themen von der Entstehung des Weltalls, des Lebens, des Geistes. Die Menschheitsgeschichte schloß sich an mit ihren Kriegen, ihren Religionen und ihrem Derzeitphänomen Technik.

Ich will Ihnen noch den letzten Abschnitt vorlesen.

«Wende ich meinen Blick nun zurück auf die Vielfalt und Aussagekraft der Hauptpunkte, die ich erarbeitet habe, so will es mir scheinen, daß der ‹homo sapiens›, der wissende, der weise Mensch von heute, im Gros von diesen Dingen gänzlich unberührt ist. Sein Bildzeitungsrepertoire läßt ihn keine tieferen Zusammenhänge erkennen. Mit belanglosen Dingen befriedigt er seine Sucht nach Geld und Wert. Seine Weisheit erschöpft sich beim Ausfüllen eines Totozettels. Dem Denkenden jedoch wird es zur Aufgabe, gegen seine geistige Verflachung anzugehen, seine Muskeln straff zu halten und seine Seele lebendig. Wohlstand und Reichtum sind meist nur eine andere Form der Armut. Wir wollen uns daher auch in Bescheidenheit üben, damit nicht unsere Kinder wie in Gershwins Negeroper ‹Porgy and Bess› eines Tages zu uns sprechen: ‹Wir haben alles, alles und gar nichts, doch gar nichts, das haben wir noch mehr!›»

4 Ein Haus am Freßberg

Das neue Jahr beginnt in der Praxis mit einem lauten Gebrüll, dessen Urheber ein Jungbauer namens Bührle ist. Schon an Silvester, abends um neun, sorgt er für eine angemessene Ouvertüre. Denn wie ich eben meinen guten Anzug zuknöpfe und wir gerade zu Schwager Erich wegfahren wollen, um dort ein bißchen zu feiern, da kommt er angeradelt und ruft schon von weitem genau das, was ich in diesem Augenblicke zu hören wünsche: «Bei mir kann eine Kuh nicht kälbern! Schnell, kommen Sie, schnell!»

Ergo heißt es: Anzug aus. Stallkleider an, hinfahren!

Silke schneidet ein Gesicht, und auch ich ärgere mich innerlich grün und blau, denn wenn der Bührle daherkommt, weiß man im voraus schon, daß es Ärger gibt.

Rein in den Stall, untersuchen. Typisch, ganz typisch! Das habe ich mir gleich gedacht! Eine Geburt, die schon seit dem Mittag läuft! Das Kalb hätte man schon vor sechs Stunden raustun müssen. Und da kommt dieser Bursche ausgerechnet an Silvester um 9 Uhr in der Nacht, wo ich meinen guten Anzug anhabe, angerannt und schreit «Schnell, schnell!» Sie können sich denken, daß da auch der Sanftmütigste, und der bin ich ja wirklich nicht, in die Luft geht.

Aber was der Bührle jetzt von mir zu hören kriegt, ist noch gar nichts im Vergleich zum nächsten Tag, dem ersten Januar. Denn da kommt er schon wieder angesprungen, und zwar mit einem herausfordernden und vorwurfsvollen Blick.

«Meine Kuh mit der Geburt frißt nicht!» proletet er

59

verärgert, «die wird man schlachten müssen! So hätte ich die Geburtshilfe auch ohne Tierarzt fertiggebracht!»

Ich spreche kein Wort, ziehe wieder meinen Festtagsanzug aus, denn es ist gerade halb zwölf, wie der unverschämte Mensch daherkommt, und sage Silke, daß sie unser Neujahrsessen warmstellen soll.

Ich untersuche das Tier, taste den ganzen Geburtsweg ab, messe die Temperatur, auskultiere, aber nichts, nichts und nochmals nichts ist festzustellen. Eine knisternde Spannung liegt in der Luft, und der Spezialagrarier steht dabei und hängt seine Augen heraus, und daß sich ihm nicht die Haare sträuben, ist alles. Aber er kommt nicht mehr zu einer seiner provozierenden Redensarten, denn jetzt bin ich dran.

Es ist echt der Abschuß! Wissen Sie, was ich entdeckt habe? Das Tränkebecken vorne am Standplatz der Kälberkuh ist bis obenhin voll mit Kuhmist! Da muß sich die Nebenkuh rübergedreht haben. Trockenes Heu und seit gestern kein Wasser, sonnenklar, daß die Wöchnerin da nicht frißt. Und der Schlamper, der Maulaufreißer, der Bührle, der will mich beschuldigen und zitiert mich her am hellen Feiertag, wo ich jetzt am weißgedeckten Tisch sitzen sollte, um mich an einer heißen, gepökelten Rinderzunge zu erfreuen.

Aber diesen Neujahrstag vergißt er bestimmt nicht so schnell, denn im Augenblick lasse ich auf ihn eine Lawine losrollen, wie er eine gewaltigere sicher noch nie erlebt hat.

Aber gottlob sind Kerle wie der Bührle die Ausnahme. Mit der Mehrzahl meiner Bauern habe ich ein ausgezeichnetes Verhältnis, und keinem von denen würde es auch nur im Schlafe einfallen, sich ähnlich dumm und überzwerch zu verhalten.

Mit dem Auto ist's jetzt auch mal wieder soweit. Der Auspuff hat Löcher, die Spur stimmt nicht mehr, im Getriebe kracht's und der TÜV steht bevor. Da es außerdem im nächsten Jahre voll abgeschrieben wäre, entschließe ich mich zum erstenmal zu einem Neukauf. Aber ich traue meinen Augen nicht, wie da kurz danach auch schon eine komplette tierärztliche Kofferraumausrüstung angeliefert wird mit vielen Fächern für Arzneimittel, für Spritzen und Instrumente. Auch packe ich voller Staunen chromglänzende Instrumentenbehälter aus und ein neues Operationsbesteck und einen Sterilisator.

Das war Sılkes Werk!

«Schon von Anfang an ging mir die Schlamperwirtschaft in deinem Wagen gegen den Strich!» erklärte sie seelenruhig, «du kannst doch heutzutage nicht mehr mit deiner Keksschachtel als Instrumentenbehälter anrücken und weiterhin deine Nadeln und Spritzen auf dem Boden rumfahren lassen. Das geht einfach nicht, das muß jetzt aufhören! Außerdem», fügte sie besänftigend hinzu, «kann ich das von der Steuer absetzen, dann zahlt das alles das Finanzamt, verstehst du?»

Notgedrungen ertrage ich also das neumodische, unsympathische Gelumpe, und bald erinnert nichts mehr an die früheren, ach so schönen Zeiten, wo alles auf natürliche Art kunterbunt durcheinanderlagerte und wo sich kein Mensch auskannte als nur ich selbst. Auch mein Hosentascheninstrumentarium fiel dem Zeitgeist zum Opfer.

«Die Augenhaken fitscheln die ganzen Taschen durch», hieß es, und: «Für die Geburtsinstrumente hast du ja jetzt ein eigenes Fach oben rechts.»

Habe ich das? Ich muß mich wohl erst mal ein Jährlein dran gewöhnen, bis ich wieder auf dem laufenden bin.

Aber Silke hat ja im Grunde recht, und insgeheim freue ich mich über ihre Initiative und sage ihr auch, daß sie ein Goldschatz ist.

Was Hygiene betrifft, meine Herrschaften, möchte ich nun aber rein gar nichts mehr hören, da ist die Praxis Dr. Pfeffer jetzt absolute Spitze, ha ha!

Aber, um nochmals auf meine Frau zurückzukommen, muß ich sagen, daß Silke eine solche Menge liebenswerter Eigenschaften entwickelt, daß ich mich an ihrer Seite richtig wohl fühle. Unablässig zieht es mich zu ihr hin, und ich könnte sie ständig in den Arm nehmen.

Obwohl, eben am letzten, da hapert es, das hat sie nicht so gerne!

«Lasse mich doch mit diesem dummen Zeugs in Ruhe!» kann sie sagen, «wir sind doch schließlich erwachsene Menschen! Immer wieder, immer auf's neue, gehen meine Küsse ins Leere.

Eines Tages lege ich ihr einen Zettel auf den Nachttisch mit der Aufschrift:

«Meine Schmusebilanz ergibt ein Kuß-Defizit, ich bitte höflichst um den Ausgleich des Kontos!»

Aber sie lacht nur darüber, und ihr «Laß das doch!» dringt mir auch weiterhin täglich schmerzhaft ins Gemüt. Könnte sie nicht einmal fragen: «Was darf's denn sein?» Könnte sie nicht damit mal aus mir einen total glücklichen Ehemann machen, könnte sie nicht einmal von den tausendfältigen Genüssen verschenken, die sie mit ihrem Körper anbieten kann? Aber ich kriege diesen Satz nie zu hören.

Nachdem wir unsere zwei Wunschkinder haben, scheint das Thema der körperlichen Liebe für mein Frauchen im wesentlichen abgeschlossen zu sein.

«Was willst du denn, wir haben doch unsere Kinder. Liebe ist ganz eindeutig, entgegen dem ganzen Getue unserer Zeit, ein rein zweckgebundener Vorgang!»

Alle meine Bemühungen, ihre Einstellung zu ändern, schlagen fehl, und sie findet anscheinend nicht sehr viel dabei, daß sie mir damit die Chance nimmt, Mann zu sein.

So bleibt es bei «einmal im Monat», und Traurigkeit beschleicht mein Herz, denn eine wichtige Stütze unserer Gemeinsamkeit ist damit endgültig zusammengebrochen.

Ich weiß, viele sind sächlich, und manche werden es, aber ich selbst bin einfach dieser dritten Geschlechtsform nicht fähig. Ich brauche das Einswerden mit einer Frau, das Verglühen in der Glut der Sinne, so wie ich Essen brauche und Trinken.

Neidvoll schaue ich auf die Gewohnheiten des Bläsibauern, der täglich und selbst mitten in der Heuernte, wo ja jeder Landwirt springt und pressiert, damit er vor dem nächsten Gewitter noch einführen kann, von ein Uhr bis drei Uhr die Haustüre abschließt und die Läden zumacht im Schlafzimmer und mit seiner Frau ins Bett geht. Selbst der Tierarzt muß da, wenn er in diesem reservierten Zeitraum eintrifft, wieder unverrichteter Dinge abziehen.

Aber ich bedauere nicht nur mich, sondern auch meine Silke, denn irgendwie muß sie doch zur körperlichen Liebe ein gestörtes Verhältnis haben. Allerdings, und dies bedrückt mich am meisten, besteht dazuhin bei ihr ein ganz ausgeprägter Mangel an Zulernwillen auf diesem für mich so wichtigen Gebiete.

So wird Silkes Passivität, die mir damals so wesentlich den Schock vom Montmartre überwinden half, jetzt zur Ursache einer heraufziehenden Gefahrenzone.

Denn allmählich komme ich ins Schlingern und trudle hinüber zu zweitklassigen Gewohnheiten, solchen, die man in gehobeneren Schichten, beispielsweise bei den alten griechischen Göttern, als listige Eskapaden bezeichnet. So beginne ich also das Spiel aller Männer zu spielen, fast aller Männer, das so alt ist wie die Ehe und noch beliebter als sie selbst.

Zunächst erliege ich nur vereinzelten Gelegenheiten, später suche ich sie auf. Allerdings hat sich etwas ereignet, was geeignet ist, den Trend zu fremder Liebe etwas zu kaschieren.

Es fing damit an, daß ein großer Acker vom Adlerwirt draußen am Südhang vom Freßberg umgelegt wurde zu Bauland. Da wir schon lange was Passendes suchen, gehen wir zusammen raus, sehen uns die Sache an und sind gleich hell begeistert. Von dort schaut man nicht nur auf die Dächer Schwipfingens herab, sondern man kann auch einen Großteil meiner Praxisortschaften überblicken und Silke sagt, hier möchte sie wohnen. Also gehe ich am gleichen

Abend noch mit ihr, meinem Finanzminister, zu den Strikkers und mache es perfekt.

Jetzt haben wir wieder ein neues Bindeglied bekommen, Silke und ich: wir planen und bauen zusammen ein Haus! Diese Gemeinschaftsaufgabe stärkt unser Zusammengehörigkeitsgefühl und tut uns gut.

An einem der heißen Sommertage im Juli muß ich raus ins Hasental zum Degersbacher Bahnhof. Dies ist ein alleinstehender Bauernhof, der seinen Namen von den Steinen hat, aus denen er erbaut ist, nämlich von denen des alten Bahnhofes im weit entfernten Degersbach, der vor zwanzig Jahren abgerissen wurde.

Der Blätterdschungel des Maises, dieses dunkelgrüne Dickicht auf den Feldern, steht schon meterhoch und auch die Futterrüben signalisieren in ihrer saftigen Üppigkeit den herannahenden Höhepunkt der Fruchtbarkeit. Hinter Bäumen und Büschen versteckt tauchen die Dächer der Gebäude des Hofes auf, aber wie ich hinkomme, ist niemand zuhause und nur der Leo, der Hofhund, bellt an seiner Kette. Wie üblich hupe ich dreimal langgezogen hintereinander, so daß es im ganzen Tal zu hören ist, und der Bauer schwingt sich dann, dort wo gerade gearbeitet wird, auf seinen Traktor und rattert seinem Hofe zu.

Inzwischen gehe ich ums Haus, streichle den Leo und werfe auch einen Blick in den Schweinestall, dessen Türe offen steht. Dort schaue ich eine Weile drei kleinen Ferkelchen zu, die, auf dem Bauche ihrer großen Mama liegend, mit deren Atmung auf und nieder wiegen, Schweinchen auf dem Kissen Schwein. Schließlich setze ich mich auf eine Bank hinter dem Kuhstall.

Vor mir stehen große Haselnußbüsche, deren Früchte heranreifen, und hinter ihnen breitet sich ein wogendes Kornfeld, zwischen dessen gelben Ähren sich hellblaue Kornblumen und zarter, lachsfarbener Mohn tändelnd im Winde wiegen und ein liebliches Bild entstehen lassen. In der Luft liegt das Zirpen der Grillen, das Summen der

Bienen, und ich atme den Duft des Sommers und des reifenden Lebens und freue mich meiner so schönen Heimat.

Eine Stunde später dann, wie ich nach getaner Arbeit mich in der Melkküche wasche und der Bauer und ich allein sind, holt der Paul, der Bahnhofsbauer, der neben mir steht, geschwind mir nichts, dir nichts sein Gehänge aus der Hose und klagt, mit besorgter Miene darauf deutend:

«Ich kann ja sonst mit niemand darüber reden, Herr Doktor, schauen Sie her, mein rechter Hoden ist so dick und schmerzhaft! Was kann denn das sein?»

Tatsächlich ist da eine enorme Schwellung zu sehen, und wie der Paul da seine vorgezeigten Eier wieder verstaut, tut er mir richtig leid, denn was er da hat, das ist ein echter Kummer, da gibt's gar keinen Zweifel.

«Sagen Sie mal», beginne ich, «die Kuh, bei der ich eben die Nachgeburt abgenommen habe, die hatte doch eine Frühgeburt. Sind denn in Ihrem Stalle schon mehr Verkalbungen vorgekommen, in letzter Zeit?»

Wie er mir da sagt, daß vor einem Vierteljahr auch eine vertragen habe, und zwar im sechsten Monat, wird mir ordentlich heiß. Schnell gieße ich nochmals eine zusätzliche Ladung von meinem Desinfektionsmittel in den Eimer mit dem Waschwasser, seife mich aufs neue ein und spreche zum Bahnhofsbauern:

«Mann, Mann, gut daß Sie die Hose aufgemacht haben! Wissen Sie, was das sein kann? ‹Bang› kann das sein, Bang'sche Krankheit! Diese Infektion, die man auch Brucellose heißt, wird von den Kühen auf den Menschen übertragen. Die verseuchten Rinder haben meist im sechsten und siebten Monat Frühgeburten und scheiden dann im Fruchtwasser, in der Nachgeburt und in der Milch die Ansteckungskeime aus. Ich selbst kann mich daher soeben bei der Nachgeburtsabnahme infiziert haben, denn die Bakterien dringen auch durch die Haut in den Körper, und Sie, Sie mit Ihrem geschwollenen Beutel, können die Hodenentzündung vom Melken oder vom Trinken Ihrer eigenen Milch bekommen haben.»

Da erbleicht der brave Paul und frägt erschrocken:

«Und meine Frau, die bekommt doch ein Kind! Kann ich die angesteckt haben? Kann die auch eine Frühgeburt bekommen?»

«Langsam, langsam», versuche ich seine aufsteigende Panik zu bremsen, «vorerst ist das alles nur ein Verdacht, aber wir müssen selbstredend auf dem schnellsten Wege Klarheit schaffen! Sie lassen also jetzt alles stehen und liegen und fahren mit dem Kalb und den Eihäuten dieser Frühgeburt sofort runter zum Untersuchungsamt nach Stuttgart. Und morgen früh gehen Sie selbst in die Kreisstadt zum Staatlichen Gesundheitsamt und nehmen das Schreiben mit, das ich nachher anfertige.»

«Ja, aber meine Frau, Herr Doktor! Die bekommt doch allein schon einen Abort, wenn sie nur von der gruseligen und heimtückischen Sache erfährt!»

«Nur ruhig Blut, Bahnhofsbauer, ruhig! Ich werde selbst mit ihr reden und ihr ganz sachlich alles auseinandersetzen. Wichtig ist aber dann hinterher, daß auch Sie besonnen auftreten! Auch wenn es wirklich Bang ist, deswegen geht die Welt noch lange nicht unter, klar? Das Wesentlichste ist, daß wir die Sache entdeckt haben und daß etwas dagegen getan wird!»

Und so ist in das glückhafte Bild vom reifenden Sommer die Gefahr getreten, ist draußen auf einem Hofe im Hasental die Furcht eingezogen und denkt der Veith Pfeffer auf der Heimfahrt an diejenigen unter seinen Kollegen, die nach ähnlichen, aber unerkannt gebliebenen Fällen von bösen Fieberstößen und chronischen Entzündungen in den verschiedensten Körperregionen geplagt wurden.

Schnell erfährt man, daß in dem Magen des abortierten Kalbes Brucellen waren, und das hat naturgemäß eine ganze Menge von Konsequenzen. Um eine weitere Verschleppung unmöglich zu machen, startet unsere Veterinärratsstelle Sofortmaßnahmen wie einen Stopp der Milchablieferung und eine Überwachung des ganzen Bestandes. Auch werden von allen Rindern Blutproben entnommen und eingeschickt. Unser Veterinärrat Mangold ist da Spezialist auf diesem Gebiet, und er kümmert sich mit Akribie um jede Einzelheit. Die Bahnhofsfamilie wird von den Ärzten in die Mache genommen, und ich selbst schlucke prophylaktisch zwei Wochen lang dicke Kapseln mit Antibiotika.

So sieht jeder, daß sich das Leben trotz der vielen Vorteile meiner heutigen Situation gegenüber früher noch lange nicht in eine schöne Blumenwiese für mich verwandelt hat.

Dazu trägt auch noch mein Nachbarkollege Habicht bei, dessen provokative Praktiken immer wieder den Frieden stören. Gleich einem hungrigen Raubtier durchstreift er mein Gebiet, eine Spur von Unkollegialität und Würdelosigkeit zurücklassend. Dieser Mensch, der auf der einen Seite dienendes Gebaren zur Schau stellt, auf der anderen den Herrn im weißen Mantel mit Krawatte spielt, macht in Viel und blinzelt unverdrossen nach einer Superpraxis, die er durch kleine Preise und durch Willfährigkeit jeder noch so unverschämten Beanspruchung gegenüber zu erlangen hofft. So einer schmunzelt seinen Kontoauszug an wie ein anderer seine Geliebte. Aber was rede ich, das sind eben die Unterschiede in der Berufsauffassung. Im Grunde kann einem so ein Kollege nur leid tun.

Denn die Verdammnis eines solchen Tuns begleitet ihn auf Schritt und Tritt, und er ist dazu verurteilt, ein unwürdiges Dasein zu führen. So denke ich, und lasse ihn eben machen, wie seither auch.

Da aber hört man eines Tages plötzlich, der Dr. Habicht komme nicht mehr, er sei überhaupt nicht mehr da. Und wie ich nachforsche, stellt sich heraus, daß der Kollege tatsächlich von der Szene verschwunden ist, und daß er weit fort in einer Augenklinik liegt und – fast ganz erblindet ist!

67

Er soll, als er gerade mit dem ganzen Arm in einer Kuh war, um eine Sterilitätsbehandlung zu machen, vom Schwanzende der Nebenkuh, dessen lange Haare mit hartgetrocknetem Kot verkrustet waren, ins Gesicht getroffen worden sein. Dabei seien ihm nicht nur die Glassplitter seiner Brille in die Augen gedrungen, sondern er habe auch gleichzeitig eine Herpesinfektion davongetragen. So etwas!

Wir sind ganz erschüttert. Silke meint:

«So sehr uns der geärgert hat durch all die Jahre, so leid tut er mir jetzt.»

Auch bei unseren monatlichen Tierärztetreffs im ‹Adler› sprechen wir über diese Zäsur.

«Eigentlich freut es einen ja, wenn so einer wie der einen Denkzettel bekommt!» meint der Wahl und setzt hinzu: «Aber eine Erblindung, das wünsche ich keinem.»

Ich, für meine Person, schlage vor, daß wir zusammenlegen und daß ich einen Strauß duftender Blumen kaufe, etwas dazu schreibe und es dann mit Fleurop hinsende. Und wenn er auch die Blüten nicht sehen kann, kann er sie wenigstens riechen, und wenn man ihm meine Worte vorliest, wird er sich in seiner großen Not vielleicht ein wenig freuen.

«Menschen sind wir ja alle», gibt der Wannenmayer seinen Kommentar, «alle machen wir Fehler. Daher sollten wir nicht im Feindbild-Denken verharren, sondern unsere vorgefaßten Ansichten immer wieder den Prüfstand der Revision passieren lassen, so wie es neulich im ‹Praktischen Tierarzt› stand, geschrieben von unserem Präsidenten Schulz: ‹Man sollte klug genug sein, sich eine Meinung zu bilden, intelligent genug, sie zu bezweifeln, kräftig genug, dennoch danach zu handeln, und skeptisch genug, sie jederzeit zu revidieren.› Schicken Sie ihm also nur was, ich bin ganz dafür.»

Und auch der Kollege Wahl stimmt zu, obschon nicht gerne: «Meine Meinung über so einen Kollegen, Herr Wannenmayer, die brauche ich nicht zu revidieren, die steht einwandfrei und für alle Zeiten fest. Denken Sie nur, was im umgekehrten Falle gewesen wäre: der hätte nach unsereinem einen Dreck gefragt! Aber», fügt er in versöhnlicherem Tone an, «von mir aus!»

So also ist mit einem Male wieder eine neue Seite aufgeschlagen im Buche des Lebens, und ich bemerke mit einem Gefühl des Unbehagens, daß dies nun schon das zweite Opfer war, das die Tücken unseres Berufes von uns Tierärzten forderten, die wir vor dem Albtrauf im Schwipfinger Ländle praktizieren.

Manchmal, wenn ich länger unterwegs bin, kann es sein, daß ich geschwind irgendwo in eine Metzgerei reingehe und mir ein Stück warmen Leberkäse kaufe, so wie zum Beispiel heute, wo ich in Wasserheim bin und auf so einen saftigen, würzigen Leckerbissen Lust verspüre.

Ich halte also im Hof der Metzgerei Bandelin an. Aber wie ich dann, die Delikatesse genießend, wieder zum Wagen komme, steht nebenan der große BMW vom Geschäftsinhaber, und der Kofferraumdeckel ist offen. Im Vorbeigehen blicke ich dort hinein, und was ich sehe, ist interessant, für mich jedenfalls. Denn es scheint zu stimmen, was die Leute sagen. In dem Kofferraum liegt nämlich ein schicker Ausgehmantel. Da können Sie sich verständlicherweise keinen Vers darauf machen, aber ich will es Ihnen erklären.

Man munkelt nämlich seit längerem, daß der Bandelin zuhause in seinen Viehstallkittel schlüpfe und sage, er fahre zum Viehaufkaufen ins Gäu, daß er aber statt dessen in der Stadt seine Freundin besuche und daher unterwegs in seinen besseren Mantel schlüpfe, ein Verfahren, von dem manche schwärmerisch behaupten, es besitze Patentreife.

Ich habe noch nicht ganz ausgedacht, da kommt der Herr Metzgermeister schon herzu und haut den Deckel runter. Ich lobe seinen Leberkäse, der wirklich gut ist, und der Verkleidungskünstler freut sich und reibt sich die Hände. Wie er sich verabschiedet, spreche ich die Hoffnung aus,

69

daß nicht nur seine Ware allein ein Lob verdiene, sondern auch die Hygiene in seinen Betriebsräumen, die ich demnächst wieder einmal kontrollieren würde. Da ruft dieser lebenslustige Fleischereifachmann augenzwinkernd zurück: «Die schlimmsten Sünden sind die Unterlassungssünden, Herr Doktor Pfeffer!» und überläßt es damit mir, worauf ich diesen Spruch beziehen will, auf seinen Arbeitsmantel oder auf den besseren.

Jetzt im Herbst sind Silke und ich oft droben am Südhang vom Freßberg, denn man hat begonnen, unser Haus zu bauen. Es war schon ein eigenartiges Gefühl gewesen, wie der Bagger die Baugrube aushob. Hier würden wir also unser Leben verbringen, hier an dieser Stelle würden wir in Leid und Schmerz unsere Tränen weinen, würde in glücklichen und frohen Stunden unser Lachen erklingen und hier würden wir vielleicht auch unser Leben aushauchen, hier, über dieser Baugrube.

Aber schnell wird man von solchen melancholischen Gedanken weggerissen, denn Fragen wie solche, ob denn heute die Leute vom Bau schon ihren obligaten Ständer Bier bekommen haben, wie weit sie denn heute gekommen sind und ob der eine Lichtschacht nicht zu klein ausgefallen ist, stehen im Augenblick absolut im Vordergrund. Den Plan fürs Haus haben Silke und ich, was die Grobgestaltung anbetrifft, selbst geschneidert, und wir bleiben auch jetzt ganz schön am Ball und überwachen aufmerksam, was sich tut. Und das kommt nicht nur unserem Bauwerk zugute, sondern ist auch, wie Sie wissen, ein direkter Segen für unsere gefährdete Gemeinsamkeit.

Eines Abends, wie wir wieder miteinander draußen sind und schauen, was sich heute Neues getan hat, da will's der Teufel, daß ich, wie ich über einen Erdhaufen setze, direkt auf einem Verschalungsbrett lande, aus dem rostige Nägel schauen.

Und nachdem ich ja gerade aus dem Stall komme, habe ich meine Gummistiefel an und es ist eine Kleinigkeit für einen solchen Drahtstift, durch den Kuhmist im Sohlenprofil hindurch in meinen Fuß einzudringen.

Was macht man da nun als Tierarzt von Schwipfingen? Man holt sein Skalpell aus seinem Wagen und Penizillin, setzt sich auf einen Stapel Backsteine und tut einen kräftigen, breiten Schnitt, um den Stichkanal freizulegen. Dann verpaßt man sich anschließend noch eine Starrkrampfinjektion und humpelt ein paar Tage. Denn von Kranksein und Krankmachen, da halte ich nichts, das überspiele ich. Soviel Einfluß auf mein Leben billige ich meinem Körper nicht zu. Der hat sich meinem Willen unterzuordnen. Abgesehen davon macht uns Tierärzte unser Beruf zu ganz robusten Typen, zu Naturburschen, die durchaus taxieren können, wo wirkliche Gefahren lauern und wo nicht.

Zwei Tage später, in einer stockdunklen, kalten Nacht, geschieht denn auch schon wieder etwas von diesem beständig Einwirkenden, das den Pegel meiner Einschätzung biologischer Risikoereignisse auf der richtigen Höhe hält.

Da schellt nämlich in gellender und penetranter Weise einer an der Haustüre. Silke und ich schlafen tief, denn erst vor einer Stunde etwa gingen wir zu Bette. Für mich ist es, wenn einer was will, immer in den ersten zwei Stunden nach dem Einschlafen am schlimmsten. Da liege ich in einem derartigen Tiefschlaf, daß ich ganz benommen bin, wenn ich da herausgerissen werde. Und wissen Sie, die Glocke habe ich ja direkt neben meinem Bett installieren lassen, und deshalb verführt sie einen Lärm, daß Tote aufwachen würden. Leider habe ich sie nötig, diese Ohrenmarter, denn wenn sie sich an die Geburt meines Söhnchens erinnern ... Silke ist daran gewöhnt, sie dreht sich nur auf die andere Seite, ich aber taumle so schnell es geht ans Fenster und hänge meinen Kopf hinaus.

Da steht scheint's der Reinlesbauer drunten, und ich nehme wahr, daß er verzweifelt mit den Armen wedelt. Ich kriege auch noch soviel mit, daß es auf jede Sekunde vielleicht ankommt.

Und das stimmt. Denn wie ich schlotternd, die Arbeitshose über dem Nachthemd, in seinen Stall reinrenne, sieht es so aus, als käme ich nur noch zum Absegnen zurecht. Zwei schwere Mastbullen sind mit ihren eisernen Anbindeketten übereinandergeraten, haben sich dann, wie das immer so ist, bei ihren gewalttätigen Befreiungsversuchen gegenseitig die Hälse zugewürgt und liegen nun in der letzten Phase des Erstickens übereinander am Boden; ihre Gliedmaßen zucken noch, und ihr Platz sieht aus, wie wenn eine Bombe reingehauen hätte. Kot, Streu und abgerissene Bretter zeugen von der Todesangst, durch welche die zwei Tiere in der letzten halben Stunde hindurch mußten. Zudem ist es November, und da ist wegen der fast ausschließlichen Fütterung mit naßkaltem drittem Gras die Verdauung so dünn, daß die hinteren Partien der Rinder wie dunkelgrüne, pappige Kottücher anzusehen sind, was zu allem anderen weder Anblick noch Einsatz erfreulicher macht.

Aber die Dramatik des Augenblicks läßt keine Zeit für lange Betrachtungen. Auf dem Melkschemel liegt ein Bolzenschneider, eine von diesen langen Zangen mit Übersetzung, mit denen man selbst dicke Metallbolzen durchkriegt. Diesen schnappe ich mir, gehe zu den Hälsen vor und passe auf, daß ich keine erwische, denn ein einziger Schlag von so einem stabilen Burschen im Todeskampf würde genügen. Ich schneide die Ketten durch und laufe raus zum Wagen, um Kreislaufspritzen reinzuholen – und all das spult sich ab wie nichts.

Dann stelle ich mich zu den beiden Kerlen hin, habe ein langes Messer in der Hand und warte fünf Minuten, wie das Schicksal entscheiden wird. Hals abschneiden oder nicht, das ist jetzt die Frage. Aber ich habe Glück zu dieser nächtlichen Stunde, die Entscheidung fällt für das Weiterleben. Nach einer halben Stunde stehen die zwei, zwar schlottrig und mit blutunterlaufenen Augen, aber sie stehen.

Jetzt kommt der Reinle dran.

«Warum zum Kuckuck, Herr Reinle, haben Sie denn nicht selbst die Ketten durchschnitten, wo Sie doch den Bolzenschneider schon in der Hand hatten?»

«Ich sage es Ihnen, wie es ist, Herr Doktor», antwortet da der Nachtruhestörer, «da lasse ich mich auf nichts ein, zu dem hat man Fachleute. Mein Vater selig hat schon immer zu mir gesagt: ‹Bub›, hat er gesagt, ‹Bub, merk dir's, weit vom Schuß gibt alte Krieger!›»

Erich, der Schwager, ist im Juni mit seiner Frau in die Staaten ausgewandert. Dort, wo schon seine Brüder Fuß gefaßt haben und seit Jahren gute Stellungen bekleiden, glaubt auch er, sein Glück machen zu können. Vor allem aber wollte er raus aus der bürgerlichen Enge, wollte das Provinzielle abstreifen und in der Neuen Welt drüben die Freiheit finden.

Für mich ist dies kolossal bedauerlich, denn ich verliere nicht nur meinen Freund, meinen Vertrauten, sondern auch meinen einzigen Partner im Irrationalen.

Und schreibfaul wie ich bin, bringe ich auch keine regelmäßige Korrespondenz zuwege. Nur zu seinem Geburtstage und jetzt wiederum zu Weihnachten kann ich mich zu einigen Zeilen aufraffen, um ihm über mich und mein Denken zu berichten.

So schreibe ich ihm heute, daß mich meine Weltbildstudie daraufgebracht hat, daß es für einen, der im christlichen Religionsbereich lebt, ein Erfordernis seiner Persönlichkeit ist, sich über das Buch der Bücher, über die Bibel, einmal gründlich zu informieren.

Ich halte es für richtig, das ganze kommende Winterhalbjahr darauf zu verwenden, dieses Buch von Anfang bis zum Ende zu lesen, mir dabei Gedanken zu machen und diese festzuhalten.

Sicher ist das keine vertane Zeit, und vielleicht sollte das jeder unternehmen, sich mit diesem Grundelement abendländischen Denkens einmal wirklich intensiv auseinanderzusetzen.

Und daß mein ganzes Schreiben nach Amerika auch noch entsprechend ‹gepfeffert› erscheint, füge ich für den Mann über dem großen Teich noch eines meiner Tierarzträtsel an, das ich neulich gemacht habe.

Zwischen Himmel und Erde
in dunkler Nacht
schweben sie für Stunden,
fallen dann zu Boden,
werden dort gefunden.
In Gärten und Keller
wird man sie tragen!
Kannst du jetzt ihren Namen sagen?

Es versteht sich von selbst, daß in diesem Briefe auch nicht Hinweise fehlen auf meine häuslichen Probleme.

Was meint der Bruder zu dem Verhalten seiner Schwester? Noch sind Silke und ich einander warm verbunden, nicht zuletzt auch wegen unserer lieben kleinen Kinderlein. Aber eine zunehmende Enttäuschung über die vielen Fehlschläge bei den Versuchen, eine Besserung herbeizuführen, macht mich krank.

Präzise: Silke sagt folgendes.

«Alles ist doch in Ordnung bei uns. Buchstäblich alles, bis auf dieses dumme Sexgetue. Ich weiß wirklich nicht, warum du darauf so versessen bist. Sei doch normal! Ich lasse mir's ja gefallen, um des lieben Friedens willen, einmal im Monat. Das weißt du doch! Aber du kannst doch nicht täglich daherkommen. Du bist doch kein Straßenhund!» Und da kann ich das Papstwort zitieren von der heiteren Schönheit des Sexuellen oder die Worte eines Arztes, daß die Natur, um den Fortbestand der Arten zu sichern, die zwei wesentlichsten Funktionen des Körpers, nämlich die Fortpflanzung und die Nahrungsaufnahme, absichtlich mit großen Lustgefühlen verbunden hat, weshalb sich beides so eminenter Beliebtheit erfreut. All das geht bei Silke zum einen Ohr rein und alsogleich zum anderen wieder hinaus.

Statisch ist ihre Position und festgefahren. Sie kann und will mich nicht verstehen.

Soweit mein Brief.

Ich bin gespannt auf Erichs Meinung.

5 Hakkis Frauchen

Wenn man sich so wie ich bereits vierzehn Jahre lang draußen rumschlägt in der Praxis, dann läuft im großen und ganzen alles aus dem Handgelenk. Doch nicht immer bin ich zufrieden mit meinen Behandlungserfolgen, und deshalb versuche ich zur Zeit was Neues auszuprobieren.

Heute stehe ich gerade mit dem Burgmüller, der ein bekannter Fleckviehzüchter ist, in seinem Stall und schaue mit gerunzelter Stirne auf das Euter einer seiner Hochleistungskühe, dessen eines Viertel dick geschwollen ist.

«Selbst auf den gesunden Vierteln gibt sie nichts mehr runter, und fressen tut sie kein Maul voll mehr!» stöhnt der Landwirt und fährt fort: «Dabei hätte ich sie noch vor einer Woche um dreitausend Mark verkaufen können!»

«Ich sagte es Ihnen ja schon immer, Herr Burgmüller, Ihre Stalltemperatur liegt viel zu hoch. Sie haben eine regelrechte Brutschrankwärme hierdrin! Da ist's doch kein Wunder, daß Sie schon wieder eine von diesen bösartigen Euterentzündungen haben. Es ist noch kein halbes Jahr her, daß wir deswegen eine schlachten mußten.»

«Genau! Und daher überlege ich mir gerade, ob wir diese Kuh hier überhaupt behandeln sollen oder ob es nicht besser ist, wenn ich sie gleich schlachten lasse. In die letzte haben Sie für zweihundert Mark Arzneimittel reingepumpt!»

Das mit den Arzneimitteln stimmt, überlege ich. Und nur wegen einem einzigen kranken Euterviertel, das allerdings unaufhörlich Bakterien in die Blutbahn spuckte, ging die ins Schlachthaus. Und was habe ich nicht alles zehn Tage lang erfolglos ausprobiert! Und vielleicht haargenau denselben Fall habe ich da wieder vor mir. Da werden die

76

gleichen virulenten Erreger drinsitzen. Trotzdem, das Sofortschlachten rede ich dem Burgmüller aus, denn damit verliert er von vornherein gleich mal glatte zweitausend Mark, während er auf der anderen Seite mit meinem neuen Mittel doch noch eine gute Chance hat, wie ich vermute. Sagen darf ich ihm natürlich nicht, daß das neue Mittel, das ich verwende, beinahe gänzlich aus purem Wasser besteht. Aber es ist so. Ich gehe zum Wagen und hole eine Ampulle rein, auf der ‹Lachesis› steht, ziehe sie in die Spritze auf und injiziere dieses Wässerchen am Halse des Tieres unter die Haut. Der Knüller bei dieser Sache ist, daß es eben doch kein ganz reines Wasser ist, sondern daß winzige Spuren vom Gift einer südamerikanischen Klapperschlange darin enthalten sind, die jetzt diesen Kuhkörper zu einer einmalig phantastischen Abwehrleistung gegen die Bakterien aus dem Euter ankurbeln müssen.

Und sie tun es. Das Tier gesundet, der Burgmüller zahlt wieder williger als seither seine Tierarztrechnungen, und der Veith Pfeffer hat einen erfolgreichen ersten Gehversuch mit der Homöopathie hinter sich.

Meine Kollegen jedoch, denen ich bei unserer nächsten Zusammenkunft im ‹Adler› davon erzähle, sind recht skeptisch und der Wahl meint:

«Auf diesen einen Fall gebe ich gar nichts, das kann auch reiner Zufall sein. Ich bin nicht fürs Experimentieren. Außerdem ist weiter nichts dabei, wenn man ab und zu ein Tier schlachten lassen muß; auch aus den Krankenhäusern kommen nicht alle mehr lebend heraus, und dort haben sie hundertmal bessere Möglichkeiten zur Heilung als wir hier draußen.»

Eigentlich hat er ja recht. *Ein* Fall besagt noch nichts. Daher klemme ich mich jetzt mal richtig hinter die Sache, lese Literatur und wende des öfteren, wo eben es mir nützlich erscheint, die alte Heilkunst mit den hunderttausendfach verdünnten Mitteln an. Als Arzt, denke ich, ist man verpflichtet, alle Möglichkeiten der Medizin in Betracht zu ziehen, und man sollte nicht nur draufloskurieren, wie man es einmal vor vielen Jahren während seines Studiums gelernt hat. Letzteres freilich ist, wie man allenthalben feststellen kann, ein weltweites Übel, dem ich mich aber nicht anschließen will.

Selbstverständlich erlebe ich auch Mißerfolge in diesem Neuland meiner Therapie. Doch wie einige Monate vorüber sind, möchte ich die neue Geheimwaffe nicht mehr missen, denn oftmals bildet sie die «ultima ratio». So, wie neulich beim Stricker, der noch immer ein Arbeitspferd in seinem Kuhstall stehen hat, das er, wenn es viel geregnet hat und der Boden sehr naß ist, in den Acker einspannt. Dieser achtjährige Rappe hat seit längerem eine – wie es im Lehrbuch der Schulmedizin heißt – chronische, unheilbare Erkrankung der Lunge, den sogenannten Dampf. Dabei befindet sich das Atmungsorgan im Zustande eines lahmen Gummibandes, das sich nach allzulanger Überdehnung nicht mehr zusammenziehen kann. Die Lunge bringt deshalb die eingeatmete Luft kaum wieder raus. Also steht so ein armer Kerl von Pferd da und hat eine jeden Monat größer werdende Atemnot, und der Besitzer kann natürlich rein gar nichts mehr mit ihm anfangen und muß, wie jeder vermuten kann und wie es immer schon war bei dieser Krankheit, den Pferdemetzger holen.

Aber Stricker kann sich von seinem Hans nicht trennen, und er frägt mich, ob es nicht doch irgendeine Möglichkeit gebe.

«Ich weiß schon eine», antworte ich, «aber Garantie kann ich keine übernehmen! Ich werde dem Hans Ameisen unter die Haut krabbeln lassen, und das ist einwandfrei seine letzte Chance in diesem Leben!»

«Ameisen?» Der Stricker sieht mich ungläubig an.

«Ameisen, ja, aber nur das von ihnen, was uns immer so brennt auf der Haut, wenn wir's mit ihnen zu tun haben, die Ameisensäure. Und von der auch nur eine Spur! Der Hans hat nämlich hinter den Schulterblättern rechts und links eine winzige schmerzhafte Stelle, und wenn ich die finde und dort die Ameisen reinlasse, dann kann er geheilt werden. Homöopathische Neuraltherapie heißt man das!»

Der Stricker will es haben, und ich gebe mir Mühe und finde die Schmerzpunkte. Diese Stellen unterspritze ich mit je einem Kubikzentimeter. Eigentlich ist das lächerlich, daß man denkt, zwei kleine Wassertröpfchen mit dem Namen ‹Formidium› könnten bei einem so großen und schweren Pferde und bei einer so alten, ausgedehnten Erkrankung auch nur eine Spur von Veränderung bewirken.

Aber am nächsten Tage bereits ruft der Stricker an, und er ist keineswegs erfreut, sondern klagt, daß sein Hans dick geschwollene Beine bekommen habe und dastehe, wie wenn er bald verenden wolle. Die Spritzen seien ihm offensichtlich nicht bekommen.

Wissen Sie, was ich da antworte?

«Prima!» rufe ich in den Apparat hinein, «ausgezeichnet! Besser hätte es gar nicht kommen können! Er reagiert, Herr Stricker! Ihr Hans macht eine Heilreaktion durch, das sieht aus wie eine Verschlechterung. Morgen wird es schon etwas leichter sein. Nur keine Angst, da haben wir schon halb gewonnen!»

Und mein Optimismus ist berechtigt. Von Woche zu Woche wird die Atmung freier, und die Dampfrinne am Bauch geht zurück.

Selbstverständlich habe ich das Pferd auch aus der ungesunden warmen Kuhstalluft rausbringen lassen, auf die Weide hinter dem Haus, und selbstverständlich bekommt der Hans sonst noch unterstützende Medikamente.

Ich freue mich riesig über dieses Wunder. Noch nie habe ich ein Pferd gesehen, das auf diesem Wege des Todes war und das noch einmal umgekehrt ist.

Ich glaube, ich werde das Dazulernen zu meinem Lebensprinzip machen, was meinen Sie?

Heute ist Erichs Antwortbrief gekommen; will sehen, ob auch er mir weiterhilft.

Zu Anfang schreibt er natürlich zuerst von dem Rätsel. «Mensch, Veith», heißt es da, «wenn ich nicht gewußt hätte, daß dies ein Produkt einer tierärztlichen Denksphäre ist und wenn ich nicht schon über Champignonzüchtung gelesen hätte, wäre ich nicht so schnell auf Deine Roßäpfel gekommen, Klasse!» Dann nimmt er zu meiner Bibelarbeit Stellung.

«Hocherfreut bin ich, daß Du Dir zu sowas Zeit nimmst. Das Ergebnis Deiner Forschung allerdings wird davon abhängen, ob Du der Sache wissenschaftlich oder mehr intuitiv nähertrittst. Denn die Kirche sagt ja heute, daß der Wahrheitsgehalt nicht in den zeitgebundenen Anschauungen der Verfasser, also der Apostel, liege, sondern in der Wesensschau. Ich selbst betrachte die Lehre Jesu als bedeutendes Positivum und habe sie als Richtschnur für mein Dasein gewählt.»

Für mein und seiner Schwester Hauptproblem weiß er folgenden Rat für mich.

«Zügle Dein Verlangen! Wie man den Appetit bezwingen kann, so kann man's auch mit der Liebe. Erstrebe tiefere Gefühlsverbindungen zu Silke, das wird Euch helfen!»

Das hört sich alles ganz einfach an, aber wer will schon zeitlebens in Fesseln rumlaufen. Ist man nicht ein armer frustrierter Hund, wenn man dauernd abtöten muß, was einem schön und prickelnd vorkommt! Und eine gute seelische Verbindung besteht ja zwischen mir und meiner Frau, daran kann's nicht liegen.

Mit Besorgnis sehe ich der Zeit entgegen, wo das Rückhaltebecken Haus, unsere derzeitige große Gemeinschaftsaufgabe, in Wegfall kommt.

Manchmal tritt der Fall ein, daß ich für kurze Zeit allein das Haus hüte, weil Silke geschwind was besorgen muß und die Marie gerade dienstfrei hat. Auf solche Augenblicke scheint das Schicksal zu lauern, denn da passiert dann immer was, das sonst nie vorkommt. Beispielsweise sitze ich da heute gerade auf der Toilette, bin mitten drin, da schellt das

Telefon. Das ist schon nicht mehr gemein, das ist grausam! Das ist schlimmer als im Schlaf. Wenigstens für mich. Denn da ich nicht unhöflich jemand warten lassen will und da es ja ein brandeiliger Fall sein kann und mein vegetatives System eben einen Knacks bekommen hat und sein Rhythmus daher sowieso unterbrochen ist, renne ich, die Hosen am Boden mitschleifend, die Unterhose um die Knie, zum Apparat. Wenn mich so jemand sehen täte! Gut auch, daß es noch keinen Audiovisionsanschluß gibt. So kann ich also bedenkenlos den Hörer abnehmen.

«Dr. Pfeffer!»

«Sind Sie der Tierarzt?» ertönt eine Frauenstimme, «ich habe nur eine Frage. Sagen Sie, wieviel Zähne hat denn ein Pferd? Ich streite nämlich darüber gerade mit meinem Mann.»

Glauben Sie mir, auch eine gelassene Tierarztseele fängt da an zu kochen. Deswegen holt die mich vom Klo runter, und ich Depp renne auch noch, und die Hose schleift auf dem Boden nach, und die Unterhose hängt am Knie!

Aber Silke, wie sie wieder zurück ist, weiß einen Rat. Sie läßt die Postler kommen, und die bringen fünfzehn Meter Telefonschnur mit. Jetzt kann ich das ganze Telefon unter den Arm klemmen und es überallhin mitnehmen im Haus und mich wenn's sein muß auch von der Toilette herunter mit den allerfeinsten Leuten unterhalten. Sind ja nicht immer nur solche Hutblumen dran, wie die mit den Pferdezähnen!

An einem wunderschönen Sommertage im August ist es endlich soweit, daß Pfeffers ihr neues Haus beziehen können. Voller Freude stelle ich das Auto zum erstenmal in die Garage, voll Genuß schnuppern wir, wie alles so neu riecht in unseren eigenen vier Wänden, und wir finden es wunderbar und sind überaus glücklich.

Den steigenden Ansprüchen der Kleintierpraxis entsprechend und auch wegen der anwachsenden Patientenzahl, haben wir, etwas versetzt zum Haus, einen kompletten

Praxistrakt hingestellt mit Sprech- und Wartezimmer, mit einer Apotheke und einem Büro. Wenn ich da durch diese weißgekachelten und chromblitzenden Räume wandle, dann komme ich mir wie ein halber Professor vor. Doch trotz des neuerdings so feinen Milieus: Bei der ersten Operation, einer Pyometra bei einer Hündin, machten zahlreiche Flöhe, die mit eiligen Sätzen das Operationsfeld überquerten, auf sich aufmerksam, vermutlich um zu demonstrieren, daß hierdrin auch nur mit Wasser gekocht werden kann. Derartiges ist geeignet, dafür zu sorgen, daß man auf dem Boden bleibt.

Höchlichst bin ich also zufrieden mit unserem Bauwerk, und Anspielungen einzelner Landwirte wie zum Beispiel: «Da sieht man, wo unser Geld hinkommt», überhöre ich geflissentlich.

Wir sind noch keine zwei Wochen im neuen Haus, da ereignet sich in der Praxis beinahe eine Katastrophe. Ich, der ich noch nie eine Begegnung mit ihr hatte, pralle völlig unvorbereitet mit einer der gefährlichsten Tierseuchen zusammen, mit der Maul- und Klauenseuche. Panischer Schrecken erfaßt mich, denn keiner ist besser geeignet, diese hochansteckende Viruserkrankung in Windeseile über ein weites Gebiet auszubreiten, wie der Tierarzt. Oftmals sind die Symptome am Anfang so gering, daß man sie nicht wahrnimmt und erst nach ein bis zwei Tagen merkt man, wo's hinauswill, und dann hat man bereits dreißig, vierzig Rinderbeständen, in denen man zwischenzeitlich tätig war, vernichtenden Schaden zugefügt. An den Händen, an den Kleidern, am ganzen Leibe haftet das Virus, haften Sprengladungen, Sprengsätze größter Brisanz, und alle sind mit Zeitzündern versehen. Es ist das reinste Selbstmordkommando, und ich verfüge über keinerlei Erfahrung und vor allem über keine Natronlauge in meinem Auto. Nur mit dieser kann man sich vernünftig desinfizieren. Es nützt natürlich auch nichts, wenn ich argumentiere, daß ich in dreizehn Jahren nicht einen einzigen solchen Befund hatte, denn als Tierarzt hat man jederzeit mit wachsamem und mißtrauischem Blick durch die weitläufigen Savannen mit den großen Tierherden zu gehen, ein Leben lang Giftpfeile und Schlangenbisse und Buschfeuer erwartend.

Es fing alles ganz harmlos an.

«Eine Kuh frißt nicht», ein Anruf, wie er jeden Tag notiert wird.

Bei der Untersuchung Fieber, mangelhafte Magenarbeit, aber sonst nichts Auffälliges. Ein Krankheitsbild, das einem dutzendemale im Jahr begegnet, das man mit Antibiotika und Ruminatorien behandelt und das therapeutisch so gut zu beherrschen ist, daß die meisten Tiere bereits am nächsten Tage wieder in Ordnung sind.

Wie ich nun schon wieder ins Auto einsteigen will, da kommt noch die Tochter des Bauern gelaufen, die das Jungvieh versorgt, und meint, eines von den Rindern im Laufstall hinter dem Haus fresse auch nicht recht.

Wie wir hingehen und ich nähertrete, sehe ich, wie ein langer Schleimfaden aus dem Maul eines der Tiere herabhängt.

Ich denke mir nichts Böses dabei und sage:

«Die da drüben wird's wohl sein, die so speichelt!»

«Ja, die ist's.»

«O.k., das werden wir gleich haben», lege ich da in meinem jugendlichen Leichtsinn los, «die ist gerade im Alter, wo sie zahnen; da speicheln sie schon mal, und wenn der abgehende Milchzahn nicht raus will und schräg drinhängt, dann frißt so ein Rind auch mal eine Mahlzeit nicht. Also machen Sie ihm das Maul auf, damit ich geschwind reinschaue!»

Sehen Sie, so spricht man daher, wenn man glaubt, man sei ein alter Fuchs, ein erfahrener. Aber Pfeifendeckel! Wie sie dem Rind das Maul aufhält, da trifft's mich wie ein elektrischer Schlag: Statt einem schiefsitzenden Milchzahn erblicke ich zwei kleine, nur zentimetergroße Wasserbläschen seitwärts an der Zunge!

83

«Klauenseuche!» stoße ich hervor und springe zurück.

«Niemand verläßt den Hof, bis der Regierungsveterinärrat kommt!»

Warnend drohe ich dem erbleichten Tierbesitzer mit dem Finger.

«Sie haften für jeden Schaden!»

Mit langen Sätzen sprinte ich zum Auto. Dorthin muß mir die Bäuerin in einem Eimer heißes Wasser stellen, und dann reiße ich mir die Kleider vom Leib und ziehe die Stiefel aus und die Socken, und die Unterwäsche kommt ebenso dran, und alles fliegt auf den Hof. Splitternackt schrubbe ich mit heißem Wasser und meinem stärksten Desinfektionsmittel meinen Leib, und es ist mir vollkommen gleich, wie da aus allen Richtungen geglotzt wird. Dann springe ich so wie ich bin in den Wagen, fahre durch den Verkehr nachhause, renne von der Garage ins Haus und trete in die Wohnung. Silke schlägt die Hände über dem Kopf zusammen, wie sie mich so splitternackt reinkommen sieht, aber ich stehe schon am Telefon und wähle Dr. Mangolds Nummer.

Die Wasserheimer Marie, die gerade mit dem Putzeimer vorbeikommt, grinst wie ein Maikäfer. Aber mir ist nicht zum Lachen, und ich schicke sie sofort los in die Apotheke, um Natronlauge zu holen.

Und dann kommen zwei ganz kritische Wochen. Alle Bauern fragen einen, schon wenn man aus dem Auto aussteigt: «Herr Doktor, Sie werden uns doch nicht die Klauenseuche reinschleppen?» Und ihre besorgten Mienen haben auch gar nicht so ganz unrecht, und deshalb gehe ich in den Wehen herum und am liebsten wäre mir, wenn ich zur Zeit überhaupt in keinen Stall müßte. Aber der Kelch geht an mir vorüber, ich habe ein Mordsglück, und im ‹Adler› spendiere ich zur Feier des Tages zwei Flaschen Sekt. Der Wannenmayer gibt auch noch eine aus, und dann noch der Wahl, und am Ende steigen wir mit viel Geschrei zu später Stunde vor dem ‹Adler› in unsere Kisten, weshalb man sagen kann, daß diese Krise noch einen recht angenehmen Ausgang genommen hat.

Das Gleiche kann ich leider vom Verhältnis zwischen Mann und Frau beim Tierarzt von Schwipfingen nicht berichten. Hier bahnt sich keine sehr lobenswerte Entwicklung an, denn das Rückhaltebecken Hausbau ist verschwunden, und die aufgestauten Wasser des Verlangens ergießen sich nun mit Vehemenz über mein verdorrendes Sexualleben.

Mein Temperament, zusammen mit meinen Handikaps, der Neugier und dem Hang zum Abenteuer, beginnt sich zu regen und ich gerate in wilde Strömungen und auch in den Sog einer ausschweifenden Phantasie. Dies noch besonders, wenn ich in der Zeitung in den Spalten ‹Bekanntschaften›, die ich in letzter Zeit noch vor dem Sport aufschlage, Annoncen lese wie etwa folgende:

«Zärtliche Herbstliebe findet ein Mann, nicht arm, nicht häßlich ...»

oder

«Gutriechende Seife sucht flauschigen Waschlappen zu gemeinsamem Schaumbad ...»

Und dabei möchte ich am liebsten mein eigenes Angebot in die Welt schreien:

«Firma hat eine freie Kapazität von sieben Dosen Sperma Woche für Woche zu offerieren!»

Ach, es ist schlimmer als schlimm! Ungeheure Mengen von Liebe und Zärtlichkeit, von Lebenslust und Lebensfreude gehen täglich und mehr noch wöchentlich und unmeßbar viel monatlich und in den Jahren verloren. Weggeworfen das Wertvollste, im Unverstand ignoriert, verzichtet auf ein kostenloses Paradies!

Unter solcherart Auspizien kommt der Tag, an dem auf meinem Zettel, den ich mir immer vor jeder Praxistour schreibe, auch der Name ‹Binder› steht.

Ich fahre hin, wie zu jedem der anderen zehn Fälle, die am Nachmittage zu absolvieren sind. Nach einigem Suchen

85

finde ich das Haus in einem Neubauviertel von Wasserheim und parke. Aha, Binder, erster Stock! Ich gehe hoch mit meiner Behandlungstasche und läute.

Hundegekläff wie gewohnt. Aber dann geht die Türe auf, und eine Frau erscheint, eine Frau, bei deren Anblick mir fast die Luft wegbleibt. Ihre Einwirkung auf mich ist so stark, daß ich, noch bevor ich meine Tasche im Wohnzimmer abgestellt habe, nur noch halb zurechnungsfähig bin. Schon jetzt bin ich sicher, daß wir, sie und ich, uns auf dieser Couch, auf der ich jetzt neben ihr Platz nehmen darf, nicht nur sitzend unterhalten werden.

Den Hund schaue ich gar nicht an, so sehr haften meine Blicke an ihr.

Jedoch Frau Binder nimmt diesen schwarzen Zwergpudel jetzt vom Boden auf und stellt ihn vor uns auf den kleinen niederen Tisch.

«Herr Doktor Pfeffer», beginnt sie, «unser Hakki hier hat Schwierigkeiten. Dadurch nämlich, daß er in der Wohnung gehalten wird und eben nur runterkommt auf die Straße, um sein Geschäftchen zu machen, kann er nie Kontakt mit Hundefräuleins haben, der Arme! Und da er doch auch ein bißchen Lebensfreude haben soll, so mache ich es ihm eben hier in der Wohnung nach Hausfrauenart.»

Mann, o Mann! Versetzen Sie sich nur einmal in meine Lage!

Aber es ist noch nicht zu Ende, denn Hakkis Frauchen fährt fort:

«Und das ist der Grund, weshalb ich Sie hergebeten habe, Herr Doktor, der kleine Hakki tut sich schwer in letzter Zeit. Mehr als einmal am Tage schafft er nicht mehr! Ob er krank ist, was denken Sie? Sehen Sie selbst!»

Jetzt schnappe ich zum zweitenmale nach Luft, denn die bezaubernde Frau beginnt vor meiner Nase das Hundemännlein zwischen den Hinterbeinen und unterm Bauch mit ihren zarten Fingern zu bearbeiten.

Ich weiß nicht, ob Ihnen auch schon mal so was Ähnliches passiert ist, aber ich kann Ihnen flüstern, das hält das stärkste Pferd nicht aus!

Ausläufer meiner Sturm- und Drangzeit fallen über mich her, und alle Bedenken werden augenblicklich von den Impulsen des Unaufhörlichen beiseitegeschleudert. Die Wildheit meines Blutes hat den Siedepunkt erreicht.

Während der Kleine auf dem Tischchen hechelt und sein feuerrotes Gliedchen zuckt, während die Zungenspitze der schönen fremden Frau befeuchtend über ihre Lippen züngelt, sind meine Hände unterwegs, und wie es scheint, nicht mal auf verbotenen Wegen. Denn sie begegnen nur einem leicht verwunderten Blick, der schnell in Lachen übergeht, in lustiges, frohes und zunehmend japsendes Lachen ...

Sehen Sie, so spielt das Leben einem mit!

Ab heute habe ich einen Gefahrenherd, einen süßen, einen einmalig süßen, in meinem Praxisgebiet. Das ist weit mehr als ‹zärtliche Herbstliebe›, als ‹duftendes Schaumbad›.

O wie glücklich ich bin, verrückt glücklich!

Keine Frage, daß Hakki ein Dauerpatient wird. Immer wenn sein Herrchen auf Geschäftsreise ist, wird er nun krank.

Der Stricker vom ‹Adler› hat auch eine Schafherde, falls Sie es noch nicht wissen. Die ist während der strengen Wintermonate meist in Schwipfingen, wo man ihr Heu zufüttern kann; im Frühjahr zieht dann der Schäfer mit ihr auf die Alb, im Sommer ins Unterland und auf Martini, den elften November, kommt er wieder heim.

Heuer hat es nun viel geregnet, ein ganz nasser Herbst war es, und eines Tages ruft mich der Stricker an und sagt, daß am Mittwoch seine Schafe ins Winterquartier kommen, daß es aber eine Katastrophe sei, wie sie aussehen. Ich solle sie mir nur gleich anschauen. Er selbst sei neulich runtergefahren nach Böblingen, wo sie zuletzt waren, aber so etwas habe er noch nie gesehen.

Schön also, ich treffe vormittags am Mittwoch in Enderlingen ein, weil der Schäfer dort pfercht, wie ich vom

Stricker weiß. Obwohl es bereits neun Uhr schlägt vom Enderlinger Kirchturm, ist vom Schäfer weit und breit nichts zu sehen. Aber unter dem Schäferkarren hervor, unweit des Pferches, bellen zwei Hunde, und wie ich herankomme, sehe ich leere Bierflaschen im Grase herum liegen, gar nicht mal wenige! Ich drücke die Hupe, und dann nochmals und länger; die Hunde bellen dazu fortissimo, und das bringt's! Langsam öffnet sich die Türe, und verschlafene Augen in einem aufgedunsenen roten Gesicht schauen heraus.

Das ist der Anton, der alte Knochen, der so lange schon dem Adlerwirt seine Herde hat. Er ist ein einsamer Mann, einer der sich ganz aus dem Leben zurückgezogen hat, seit seine Frau gestorben ist.

Auch gehen manche Gerüchte über ihn um, doch niemand weiß etwas Genaues. Jedenfalls ist er früher im Kirchenchor gewesen und sogar in der Vorstandschaft vom Sportverein, aber in den letzten Jahren ist er scheint's ganz aus den Pantinen gekippt.

«Morgen, Morgen!» sage ich zu den erstaunten Augen unter den weißen, buschigen Augenbrauen.

«Wie geht's denn, Anton? Der Chef meint, ich solle mir die Herde mal ansehen!»

«O je, der Herr Doktor!» und knarrend schließt sich die Türe wieder, knarrt nochmals, geht wieder auf.

«Moment, ich komm'!» und geht wieder zu.

Und nach einer kurzen Weile kommt er wirklich, der alte Anton. Er blinzelt in die Sonne, zieht seine Hosenträger auf die Schultern und läuft, schlafbenommen und sicher auch mit brummendem Schädel, neben mir her den Pferch entlang.

«Mir ist's selbst nicht recht, Herr Doktor, wie's da aussieht, Sie können's mir glauben!» fängt er an. «So haben meine Schafe noch nie ausgesehen, und soviel Krumme hat's auch noch nie gegeben. Das kommt alles von diesem Scheißwetter, von diesem beschissenen!»

«Und vielleicht auch davon, Anton!» Ich zeige auf die Bierflaschen.

Da schaut der Anton nur noch in den Boden hinein und sagt nichts mehr.

«Haut und Knochen, sonst ist an denen nichts mehr dran!» schimpfe ich los, wie ich die Tiere aus der Nähe sehe. «Die Hälfte hustet, und Wasserflaschen haben auch einige! Jetzt treiben Sie mal, damit ich sehe, was krumm geht!»

Krummgehen heißt lahmgehen, und die Schafe mit schmerzenden Krankheiten an den Füßen hinken, kommen nur langsam voran und bleiben am Schluß. Man sieht daher mit einem Blick, ob ein Schäfer seine Herde in Schuß hat: man schaut eben, wieviel Krumme hinterhergehen.

Aber wie der Anton zu treiben beginnt und die Herde sich in Bewegung setzt, da erhebt sich ein Zug des Jammers, da gehen nicht einzelne hinterher, da geht die ganze Herde hinter der Herde her. Zweihundert Krumme auf einem Haufen. Das gab's noch nie. Entsetzt schaue ich dies Bild des Elends.

«Die Moderhinke haben die im höchsten Grad und Lungenwürmer und Leberegel dazu. Am besten wird sein, wenn Sie die gleich ins Schlachthaus treiben, die sind total am Ende!»

«Ich auch, Herr Doktor», sagt der Anton leise.

«Dann hören Sie doch auf mit der Sauferei und arbeiten Sie! Morgens um diese Zeit noch halbbesoffen im Karren liegen, statt die Schafe ausschneiden, was fällt Ihnen denn ein! Sie sind in erster Linie schuldig und nicht das Wetter. So weit darf man es nicht kommen lassen. Wenn diese Tiere jammern könnten, die ganze Gegend würde zusammenlaufen ob ihrem Stöhnen.»

Aber der Anton, der Schäfer, sagt nichts mehr. Ich schaue ihn an, ihn, einen Mann, aus der Lebensbahn geworfen, ihn, der sich gehen läßt, der sich untergehen läßt.

Auf der Heimfahrt kommen mir seine Augen, seine wasserblauen Augen unter den weißen, buschigen Augenbrauen, nicht aus dem Sinn. Wie er am Schluß sagte: «O Herr Doktor, wenn sie wüßten!» lag soviel Verzweiflung und Ausweglosigkeit in ihrem Blick.

Wie kann man so einem helfen?

Und an noch etwas muß ich unablässig denken, nämlich an diesen Treck der Leiden, der sich jetzt auf Schwipfingen zu in Marsch setzt, an die kranken und mageren und humpelnden Tiere alle, die still sind in ihrem Leid, duldend und vertrauensvoll den Menschen gegenüber, still und vertrauend auch noch dem Schäfer gegenüber, wenn er sie leiden läßt, auch noch still und vertrauend, wenn er sie zur Schlachtbank führt. Wenn Tiere so etwas wie einen seelischen Bereich besitzen, was ich nicht bezweifeln kann, denn ich bin ja nicht blind gewesen all die Jahre, dann ist das menschliche Schuldkonto unermeßlich. Kindlich, nichts Böses ahnend, ist so ein Schäfchen in des Menschen Hand. Es ist ihm ausgeliefert, es hat keine Chance, nicht einmal das Recht auf Leben! Seine Argumente – wer hört sie, wer vertritt sie?

Aber wo bin ich gelandet? Immer hübsch auf dem Boden bleiben, Veith Pfeffer! Du sprichst von Tierseelen, und dabei weiß ich, daß du selbst ein großer Liebhaber bist von Braten und Schnitzel und ähnlichen Wohnstätten derselben. Aber denke dagegen an die Schmerzen der hilflosen Lebewesen da vor dir, da ist dein Metier! Schau zu, daß du die Herde auf trockenen Boden bringst, lasse sie täglich ausschneiden und desinfizieren. Führe eine Entwurmung durch und veranlasse den Adlerwirt, daß er gutes Heu und auch Mehl herausrückt, damit wenigstens das Gros der Herde durchkommt und sich wieder erholt. Den Anton muß der Stricker zu einer Entziehungskur schicken, doch zuvor werde ich mal ausgiebig mit ihm reden, damit ich erfahre, wo ihn der Schuh drückt. Denn wie meinte schon ein alter Grieche namens Epiktet, der noch vor meinem Mark Aurel lebte?

«Es wäscht sich jemand in Eile», schreibt er. «Sage nicht:

Er macht es schlecht; sondern: Er wäscht sich in Eile. Es trinkt jemand viel Wein. Sage nicht: Er tut schlecht daran; sondern nur: Er trinkt viel. Denn woher weißt du, ob es schlecht ist, bevor du den Grund der Ursache erforscht hast?»

Den Brief von Erich kriege ich diesmal erst zu Neujahr fertig. Von den ehelichen Verhältnissen steht diesmal nur mehr Allgemeines und Lobenswertes drin. Ist ja auch so. Silke lebt zufrieden an meiner Seite. Sie ist glücklich, ich bin glücklich, was für ein Unsinn wäre es, da dran zu drehen! Wenn ich jetzt von meiner Freundin schriebe, dann würde sich der Erich Mordssorgen machen, und ganz umsonst, und am Ende würde auf diese Art sogar Silke noch davon erfahren. Nein, nein, das lasse ich hübsch bleiben, lieber nehme ich es auf mich, daß sie mich der Unredlichkeit zeihen.

Dagegen bin ich aber um so ausführlicher, was meine geistige Arbeit anbetrifft, meine außerberufliche. Ich schreibe:

Die Winterseminare pro meo ipso werden zur ständigen Einrichtung. Sie sind die Basis für meine menschliche Weiterentwicklung. Heuer beschäftige ich mich in dieser Zeit der langen Nächte mit der Gottesfrage. Man kann doch an diesem überragendsten aller Themen nicht nur achselzukkend vorübergehen, das hieße doch, sich selbst bewußt in die Kategorie der Primitivlebewesen einstufen. Ich wälze also zuerst mal viel Literatur und höre mir an, was die anderen vor mir sich für Gedanken zu diesem Thema gemacht haben, zum Beispiel Mark Aurel oder Ludwig Feuerbach oder Luther oder Kant oder Einstein.

Und danach werde ich mir meine eigene Meinung bilden können.

Zum Abschluß des Briefes habe ich natürlich auch diesmal wieder ein Rätsel parat, damit der Schwager nicht außer Übung kommt.

Es liest sich so:

Diese Pendants zu den Großen
haben Dornen wie die Rosen,
waren Heilige und Speisen,
gleichen meditierend Weisen.
Lautlos streben sie zum Ziel,
und Sadismus heißt ihr Spiel.

6   Venedig und das alte Lied

Der Gedanke an die Einrichtung einer Funkanlage zum besseren Betrieb der Praxis geht mir schon lange im Kopfe herum. Viel Zeitersparnis würde es bringen, viel Erleichterung auch für Silke, die oft Probleme hat mit dem Nachtelefonieren. Nicht zuletzt aber würde eine schnellere Versorgung besonders prekärer Fälle möglich sein. Aber alles hat ja außer seinen Licht- auch seine Schattenseiten. Und wegen der letzteren, die ich Ihnen gleich erklären werde, habe ich seither immer eine Anschaffung unterlassen.

Wenn man nämlich mal eine Funkantenne am Auto hat, dann ist man ständig unter Kontrolle, unablässig also an der Leine der häuslichen Gegenstelle. Und das ist, was das Privatleben anbetrifft, nicht durchaus immer von größtem Vorteil. Denken Sie nur an unerwähnte Aufenthalte in Wirtshäusern und gar solche bei der Freundin!

Aber eines Tages sehe ich denn doch, daß es nicht mehr anders geht und daß ich in den sauren Apfel beißen muß. Seit vierzehn Uhr bin ich an diesem kalten Januartag heute schon auf meiner Nachmittagstour, und mittlerweile ist es bereits Nacht geworden und eine ganze Serie von Besuchen liegt noch vor mir. Angefangen habe ich mit Sterilitätsbehandlungen oben auf den verschiedenen Höfen vom Grasberg, die beinahe eingeschneit sind, und im Augenblick befinde ich mich auf der Fahrt nach Dagersheim, um in dieser Gegend noch Besamungen zu machen. Wie ich beim letzten, dem Grieser auf dem Sternleshof, einem Einzelgehöft nahe dem Rechberg, reinfahre, ist es beinahe neun Uhr. Aber auch hier komme ich nicht so schnell wieder weg, weil der Sternlesbauer eben nicht nur eine Nachbesamung hat,

93

wie auf meinem Zettel vorgemerkt ist, sondern verlangt, ich solle auch noch seine Rinder untersuchen, von denen er nicht weiß, ob sie tragen, und sein Läuferschwein, das er zur Mast gekauft hat, weil es nicht gedeiht. Zum Schluß nimmt mich die Bäuerin noch mit in den Hühnerstall, weil da auch ein paar von ihren Legehennen rumlaufen, die ihr gar nicht gefallen, wie sie sagt.

Wie wir das alles durchhaben und ich zum Waschen in die Küche komme, rieche ich schon, wie ich noch auf dem Gang bin, daß da jemand Spiegeleier in der Pfanne hat. Bald sitzen wir dann alle um den großen Küchentisch herum und lassen's uns schmecken. Und hinterher bleibe ich auch noch sitzen, und dann trinken wir Zwetschgenwasser und sprechen über dieses und jenes. Wie's meinen Kindern geht, wollen sie wissen, ob ich auch schon gehört habe, daß man einen Jungbauern im Tal beim Wildern erwischt habe, und ob es richtig sei, wenn der Opa, der manchmal kein Wasser lassen könne, eine Konservenbüchse verwende mit warmem Wasser und darin ‹alles› bade. Auch die Händel mit dem Nachbarn kommen dran, der wieder mal einen Grenzstein rausgepflügt hat, sowie die Tatsache, daß man in der Landwirtschaft keinen Feierabend hat und keinen Samstag und keinen Sonntag. Und daß die Städter überhaupt gar nicht wissen, wie gut sie es haben, weil sie in Urlaub fahren können, was für einen Bauern ein Ding der Unmöglichkeit ist.

So wird es reichlich spät, bis ich endlich durch den tiefen Schnee den Fahrweg vom Hof hinunter Richtung Heimat kutschiere.

Jedoch wie ich so um elf Uhr frohgemut in meinem Domizil eintreffe, herrscht dort eine sehr gegenteilige, eine sehr gereizte Stimmung.

«Sag mal, wo steckst denn du? Seit drei Stunden schon telefoniere ich das ganze Praxisgebiet ab und schicke allerorts Leute los, die dich suchen sollen!»

Silke ist aufgebracht und nicht zu Unrecht, denn anscheinend hat einer von den Höfen auf dem Grasberg schon am Abend angerufen, daß eine Kuh, die ich heute mittag behandelt habe, weil sie nicht brünstig werde, jetzt dastehe und traure. Und nach einer Stunde habe er wieder telefoniert und gesagt, sie habe eiskalte Zitzen und ich möchte doch bitte bald kommen. Bei seinem dritten Notruf dann habe er gemeint, er wolle jetzt nicht mehr länger warten, weil er denke, daß das Tier verenden könne. Er rufe jetzt den Doktor Wahl an.

«Donner und Doria! So ein Malheur!» Ich ärgere mich maßlos, wie ich zu hören kriege, daß der Wahl vor einer Viertelstunde ebenfalls noch angerufen und nachgefragt habe, ob er denn wirklich da rauf müsse in der Nacht und bei diesem hohen Schnee, ob ich echt nicht zu erreichen sei.

Zuerst Mist bauen und dann auch noch den Kollegen strapazieren, wenn man sich da nicht ohrfeigen könnte!

«Silke, komm, sei so gut, hol uns noch eine Flasche rauf vom schweren Châteauneuf, heute abend brauchen wir noch was, sonst können wir nicht einschlafen. Und morgen früh ist das erste, was ich tue, daß ich eine Funkeinrichtung bestelle. Sowas passiert uns kein zweites Mal!»

Mist bauen, habe ich vorher gesagt, aber so ganz sicher ist das auch nicht, denn Kühe mit eiskalten Zitzen, die dann bald sterben, die kann's auch mal geben, wenn man noch so aufpaßt bei einer Sterilitätsbehandlung. Ich will's Ihnen erklären. Wenn eine Kuh schwanger werden soll, wozu die Bauern sagen, sie soll aufnehmen, dann darf sie an keinem ihrer zwei Eierstöcke für längere Zeit ein Gebilde haben, das man ‹Gelben Körper› nennt und das man sich wie eine von den farbigen Lutschkugeln vorstellen kann, die Kinder aus Straßenautomaten lassen. Der Dr. Pfeffer muß also in den Darm rein von der Kuh; dort greift er nach unten, sucht die Eierstöcke auf, tastet sie ab, ob so eine gelbe Lutschkugel dran ist, und wenn ja, dann knetet er diese aus dem Eierstock heraus, denn sie sitzt tief in ihm drin. Die Kugel fällt dann, ohne einen Schaden anzurichten, in die Bauchhöhle, und die Kuh kommt nach drei oder vier Tagen meist zur Brunst, kann besamt werden und ein Kalb bekommen. Dies ist eine alltägliche kleine Bauchhöhlenoperation, die fast immer erfolgreich verläuft. Nur – und jetzt kommt der Haken – kann es dadrin, wo man ja nicht hinsieht, ausnahmsweise mal zu einer Blutung kommen, zu einer unsichtbaren Verblutung in die Bauchhöhle. Vielleicht macht man den Fingerdruck etwas zu stark, vielleicht springt die behandelte Kuh mitten unterm Quetschen, wie die Laienbezeichnung lautet, zur Seite oder vielleicht ist es nur ein besonders stark entwickeltes Blutgefäß, das im Bereich der Lutschkugel sitzt. Sei es, wie es will, auf jeden Fall ist die Angelegenheit äußerst peinlich, und ums Rumgucken ist man da in einer Haftpflichtsache drin. Und das allerschönste ist ja, was man an so einer Bauchhöhlenoperation verdient, um mal kurz auch diese Seite von Veith Pfeffers Beruf zu beleuchten. Sie werden's nicht glauben! Denn dafür bekommt der Schwipfinger Tierarzt sage und schreibe ganze fünf Mark!

Aber ich bin abgewichen. Wir wollen doch sehen, wie das mit der Funkerei läuft.

Eingerichtet ist's jetzt. Auf dem Dach des Hauses haben wir eine Riesenantenne und auf meinem Schreibtisch neben dem Telefon eine Sprechstelle, während die andere im Auto installiert ist. Eintausendzweihundert Lutschkugeloperationen muß ich machen, habe ich ausgerechnet, bis dies Ding bezahlt ist. Na, wer redet denn da immer von Geld? Sehr unhöflich, muß ich sagen!

Es ist am zehnten März, einem wunderschönen Vorfrühlingstag, wie ich zum erstenmal mit zwei Antennen am Auto, statt wie die gewöhnlichen Sterblichen nur mit einer, aus der Garage fahre.

Heute fange ich in Enderlingen mit dem Besamen an. Wie ich aber gerade den letzten Bauern habe und mit demselben noch sprechend neben dem Wagen stehe, da fahren wir beide nicht schlecht zusammen, weil etwas ganz Ungewohntes passiert. Direkt neben uns schrillt eine Glocke in lauten Tönen, so wie eine Glocke in den Schulen läutet und den Beginn des Unterrichts anzeigt.

«Ha!» strahle ich, «das Ding beginnt bereits sich zu amortisieren!»

Und dann staunt der Landwirt, wie er da auf der Straße plötzlich laut und deutlich die Stimme meiner Frau hört und noch mehr über das, was sie da durchgibt.

«Veith», sagt sie, «da ruft gerade einer aus Enderlingen in der hinteren Schmalzgasse acht an; Schäufele Bruno, heißt er. Da sollen zwei Hunde nicht mehr voneinander kommen!»

«Schmalzgasse, das ist ja gleich hinter meinem Hausgarten, Herr Doktor, sehen Sie das weiße Haus dort, da wohnt der Bruno!» ruft der Bauer begeistert aus. Ich selbst bin es aber keineswegs. Was soll denn das: Zwei Hunde hängen! So ein Blödsinn! Das hätte Silke eigentlich wissen können. Und von wegen Amortisation! Aber rübergehen muß ich natürlich.

Den Schäufele, den Rentner, trifft fast der Schlag, wie ich mit seinem Nachbarn hinterm Haus vorkomme.

«Ja, gibt's denn sowas. Gerade komme ich vom Telefonhäuschen, und schon steht der Herr Doktor da; das ist doch unmöglich, ich glaube, ich spinne.»

Und ich, ich sehe die alte Geschichte, die heute in der hinteren Schmalzgasse ein harmloses Gemüt bewegte: einen Rüden und eine Hündin, die gerade vor dem Schäufele seinem Häuschen dem Geschäft der Fortpflanzung nachgehen.

Daß sie jetzt, eine Viertelstunde schon, noch miteinander verbunden sind und daß dazu jedes der Tiere in eine andere Richtung schaut, das legte des biederen Mannes Verständnis als bösen Unfall aus, wo sofort Abhilfe zu schaffen vonnöten sei.

Zweimal gleich muß ich ihm das erklären, bis er kapiert:

«Das ist normal so bei den Hunden», sage ich, «das ist

von der Natur so vorgesehen. Oft dauert es eine Stunde, bis sie sich wieder voneinander lösen können!»

Wie ich das gerade expliziere, ist denen ihre Zeit anscheinend um, die Matinée ist beendet, und der Schäufele staunt, wie sie mit einem Male wieder auseinander sind und abziehen, jeder in eine andere Richtung.

So, nun wissen Sie's: Mein Funk funktioniert, selbst bei Fällen, die gar keine sind!

Wie ich weiter will, entschuldigt sich der Bruno noch: Er habe eigentlich nur deshalb angerufen, weil er schon einmal einen ähnlichen Fall erlebt habe, als er noch ins Geschäft gegangen sei, und da habe der Krankenwagen kommen müssen. Ein Arbeitskollege von ihm sei damals in großer Not gewesen und habe ihm, der gerade am Stofflager der Firma vorbeiging, zugerufen:

«Bruno, i hang, hol da Doktr!»

So hat der Nebel der Unwissenheit sich an diesem Morgen beim Schäufele etwas gelichtet, und er vermag künftig Übliches und Unübliches zu unterscheiden, wenigstens was das Liebesleben bei Hunden betrifft.

Abgesehen aber von unserer neuen Errungenschaft, dem Funk, ist der März in diesem Jahr für mich eine böse Zeit. Denn denken Sie, die Binders aus Wasserheim ziehen weg, weit weg, unerreichbar weit! Aus ist es! Das lustige japsende Lachen wird nimmer für mich erklingen, und meine erlösten Seufzer, wer sollte sie jetzt noch hören! Mein kleines Paradies irdischer Glückseligkeit schließt seine Pforten.

So glücklich bin ich gewesen, so ausgeglichen, so zufrieden! Es waren ideale Umstände. Unsere Ehepartner nahmen nichts wahr, ihnen geschah keine Kränkung, wir lebten mit ihnen in bestem Einvernehmen.

Ich leide unter dem schmerzhaften Entzug beträchtlich. Silke macht sich Sorgen um mich, weil ich so bleich aussehe, wie sie feststellt. Sie ist so rührend um mich bemüht, daß mir ob der Zusammenhänge fast die Tränen kommen, und ich beschließe spontan, mit meiner Silke nochmals einen Versuch zu wagen. So schön wie in Wasserheim, in der kleinen Wohnung, so muß es auch bei uns zuhause werden! Und so buche ich von einem Tag auf den anderen eine zweite Hochzeitsreise nach Venedig, und es steht fest, daß wir im Juni reisen werden.

Neulich ist auch Erichs Brief gekommen. Das mit dem Rätsel, schreibt er, sei diesmal leicht gewesen. «Du meinst die Sonntagsbraten mancher Südländer, die heiligen Tiere des alten Ägypten, die schleichenden kleinen Raubtiere mit ihren scharfen Krallen und Zähnen, unsere Hauskatzen!» Da muß ich mich wohl nächstesmal, wie mir scheint, wieder etwas mehr anstrengen!

Den positiven Familienbericht hat er mit Wohlgefallen zur Kenntnis genommen, und er hofft, daß wir so weiter-machen. Wenn ich das lese, ist mir's, als schaue ich in den Spiegel meiner Halbwahrheiten und Auslassungen, und ein recht unwohles Gefühl bemächtigt sich meiner.

Was meine geistige Arbeit anbetrifft, so ist Erich der Ansicht, daß sowas eigentlich jeder machen müßte. Jeder, schreibt er, könnte dazulernen, jeder könnte studieren, wo doch studieren nichts anderes bedeutet als sich bemühen! Bemühen sollte man sich um sich selbst, um seine eigene Mangelhaftigkeit, um seine eigene Unkenntnis.

Was aber die Gottesfrage anbetreffe, so habe er sich darüber schon viele Gedanken gemacht, und er neige zu der Ansicht, daß man Gott als ein großes Mysterium betrachten müsse, das außerhalb unserer Vorstellungsmöglichkeiten bestehe und das alles im uns bekannten und im vermutlich noch weit größeren unbekannten Kosmos zu erfassen und zu steuern in der Lage sei. Alle Zweifelhaftigkeiten der Gotteslehren rührten seiner Auffassung nach daher, daß eben die göttliche Dimension unsagbar weit über die menschliche Fähigkeit des Begreifens hinausgehe.

Einige Zeit später habe ich mal auf dem Hofgut Langbei-ner zu tun, dessen Verwalter angerufen hat, man habe beim Mistwagenladen plötzlich einen Kalbsfetus am Gabelzinken gehabt und wisse jetzt nicht, welche der Kühe vertragen habe. Wie ich da auf den Hof reinfahre und vor dem Kuhstall halte, hupe ich ein paarmal wie üblich, steige dann aus und lasse meinen alten, immer noch in Gebrauch stehenden Ruf ertönen: «Wasser, Seife, Handtuch, Fett und ein Vesper! Und was ich zuletzt sagte, zuerst!» Das mit dem Vesper, das letzte, das zuerst geliefert werden soll, lasse ich hier auf dem Gut weg, weil die etwas komisch sind. Im Gegensatz zu sonst erscheint aber auf meine akustischen Rufzeichen hin kein Schweizer und kein Verwalter, sondern nur der Knecht Christof.

Der Chef sei gerade mal rasch mit der Wünschelrute raus auf die hintere Weide, und er, der Christof, habe den Auftrag, ihn sofort zu holen, wenn ich eintreffe.

Was, Wünschelrute? Ich muß lächeln. Doch der Christof beteuert, daß sein Chef das könne. Er suche gerade den Verlauf der Drainageleitungen, die man vor Jahren unter die saueren Wiesen gelegt habe, weil da einiges verstopft sein müsse.

«Christof», sage ich, «da gehe ich mit. Das interessiert mich.» Belustigt über diesen Hokuspokus, den der Verwalter da aufführt, marschiere ich mit, um auch mal so etwas zu sehen.

Tatsächlich, wie wir um den Berg biegen, da sehe ich den Mann, wie er dahingeht, den Blick vor sich auf den Boden gerichtet und in den Händen eine dünne Astgabel, die er ausgebreitet vor sich herträgt. Jetzt sind wir näher ran, und ich kann beobachten, wie die Astgabel mit einem Male nach oben geht, der Verwalter stehenbleibt und an dieser Stelle ein Holzpflöckchen in den Boden steckt. Aber jetzt hat er uns bemerkt und kommt auf uns zu.

«Entschuldigung, Herr Doktor, daß ich nicht auf dem Hof war, ich hatte Sie später erwartet. Ich gehe sofort mit!»

Mir pressiert es aber ausnahmsweise einmal nicht, denn ich möchte, daß er mir dieses lachhafte Kunststück da erklärt.

«O je, Herr Doktor, da sind Sie bei mir nicht beim Richtigen», beginnt der Zauberkünstler, «ich wende das Rutengehen nur zum Hausgebrauch an. Theoretisch kann ich gar nichts dazu sagen. Aber wenn Sie selbst mal versuchen wollen?»

Er reicht mir seine Astgabel her und fährt fort:

«Vielleicht ist ein Erfahren am eigenen Leib auch überzeugender als irgendwelche Behauptungen meinerseits. Wie ich gehört habe, soll die Fähigkeit zur Feststellung von Wasserführungen im Boden bei rund fünfzehn Prozent aller Menschen vorhanden sein.»

«Da bin ich aber gespannt», antworte ich, greife nach der Gabel, halte sie so wie er und beginne über den Wiesenhang zu schreiten. Ich bin noch keine zehn Meter weit, da zieht die Gabel nach oben und mir ist, wie wenn ein leichter Krampf in meinen Armmuskeln zu spüren wäre. Verflixt, der Verwalter wird mich doch nicht hypnotisiert haben?

«Bravo, bravo!» schreit der, «bei Ihnen geht's auch!»

Aber so leichtgläubig, wie der sich das denkt, bin ich nun auch wieder nicht. Daher sage ich, sie sollten jetzt zum Hof rübergehen und bis ich käme alles herrichten. Derweilst kann ich hier allein ohne Einfluß von irgend jemand das noch drei- oder viermal nachprüfen. Und wissen Sie, was dabei rauskam? Daß ich total von den Socken bin! Denn ich habe es, um jede Selbsttäuschung auszuschließen, auch mit geschlossenen Augen gemacht. Und jedesmal trat an der gleichen Stelle die gleiche Reaktion auf. Sapperlot, das ist ein Phänomen, so eindeutig wie eine Darmverschlingung bei einer Sektion! Da werde ich künftig wohl kaum mehr darüber lachen! Das Ding ist es wert, daß ich mich mit ihm befasse, denke ich, während ich die verdächtigen Kühe vom Gut Langbeiner rektal untersuche. Gleich am nächsten Tage lasse ich mir vom Buchhändler die einschlägige Literatur kommen.

Was ich aus der gelernt habe, ist ganz kurz, wenn es Sie interessiert, folgendes. Der menschliche Körper reagiert auf

Strahlungen, wie sie beispielsweise durch Veränderungen des erdmagnetischen Feldes über Wasserführungen entstehen können, mit Muskelkontraktionen. Diese bringen die unwillkürlichen Rutenbewegungen zustande. Die Rute selbst ist also lediglich dem Zeiger eines Instrumentes gleichzusetzen. Das Rutengehen ist ein Brauchtum von großem Nutzen, das schon im Altertum Verwendung fand und das heute von den Armeen der USA und der Sowjetunion benützt wird. Die Wissenschaft allerdings bezeichnet diesen Sektor außersinnlicher Wahrnehmung als Schwindel, was aber einen, der diese reproduzierbaren Effekte bei sich selbst kennengelernt hat, nicht beeindrucken kann.

Sehen Sie, so stößt man immer wieder auf Neues, und wenn man hergeht und einfach nur darüber urteilt, ohne sich selbst erstmal da reinzuknien, schleppt man sein Leben lang einen Sack voller Unkenntnisse mit sich herum, und das ist eigentlich schade.

Für mich jedenfalls ist dieses Erlebnis auf dem Gut Langbeiner ein neuer Anstoß, immer offen zu bleiben für alles und mich nicht nur in festgefahrenen Bahnen zu bewegen.

«Fremdes im Neuland akzeptieren, die Grenzen rausschieben unseres Wissens, kein stehendes Gewässer sein!» so schwärme ich meinen Kollegen vor, wie ich ihnen begeistert von dem Phänomen berichte, aber sie winken ab.

«Kinkerlitzchen!» sagen sie.

Gerade wie die Heuernte in Gang kommt und im blauen Himmel am Albrand sich die ersten dicken, weißen Wolkenschiffe bilden, fahren Silke und ich nach dem Süden, starten wir zu unserer zweiten Hochzeitsreise nach Venedig. Meine alte, treue Oberin, Burga Bäuerle, meine Mutti vom Wiesenbach, hat gottlob unsere Kinder übernommen, denn daran wäre fast alles gescheitert. Silke konnte sich von den Kleinen kaum trennen, denn in bezug auf Mutterliebe ist sie zweihundertprozentig. Vielleicht ist das auch ein Grund, weshalb Papi in eine Außenseiterposition gedrängt wurde. Der Kinder wegen läßt sie lieber Liebe Liebe sein, denke ich manchmal. Und dabei hält sie mir jeden Tag ihren herrlichen aufregenden Busen vor die Nase und läßt mich ihren immer noch verrücktmachenden Gang mitansehen. Ich komme mir vor wie ein Gast, den man zehnmal am Tage an einen üppig gedeckten Tisch setzt, wo er hungrig knurrenden Magens die Speisen bewundern kann, den man dann aber jedesmal wieder davonjagt, um ihn nach kurzem von neuem damit zu foltern. Und das nicht nur zehnmal an einem Tag, sondern hundert Tage und tausend Tage lang. Ich müßte eigentlich an den Zärtlichkeiten, die mir nicht zuteil wurden schon lange gestorben sein. Dabei gibt es soviel Sehnsucht auf der Welt, und soviel Sehnsucht liegt auch in meinem Herzen.

Vielleicht, so ist meine Hoffnung, verspürt mein Frauchen auch ein bißchen davon, wenn ich mich an den sorglosen Ufern der Lagunenstadt um sie bemühe, wenn ich alle Liebe, deren ich fähig bin, aufwende, um sie auf den Weg der körperlichen Glückseligkeit zwischen Mann und Frau zu führen.

Wir wohnen wie einst draußen auf dem Lido, das Wetter ist herrlich, der Wein und das Essen sind Kostbarkeiten, und Silke sagt, daß es ihr außerordentlich gut gefalle.

Schwärmerisch bejuble ich in meiner keimenden Hoffnung alles und jedes, und schon nach den ersten Tagen glaube ich, daß sich die große Wende anbahnt.

Aber als eine Woche vergangen ist und wir es wirklich so schön haben, wie es besser nie sein könnte, spüre ich verzweifelt, daß es nicht gehen will. Spüre ich, daß über Duldung hinaus auch diese wunderbare Zeit nicht führt.

Am Tage der Abreise, wie wir auf dem Vaporetto stehen und ein letztesmal den Canal Grande entlangfahren, umarmt mich meine gute Silke spontan.

«Veith», sagt sie, «ich danke dir! Das war ein wunderschöner Urlaub. Alles hat mir so gut gefallen – bis auf die täglichen Intimitäten. Aber jetzt ist's ja vorbei!»

Mir ist, als müßte ich mit ansehen, wie einer mein Kind

erwürgt. Ein Meer voll Tränen hätte ich weinen können. So gut ist doch diese Frau, so sehr liebe ich sie doch: Warum, warum nur hat sie keinen Sinn für Zärtlichkeiten? Alles um mich wird grau vor meinen Augen, ich weiß jetzt, daß ich an einer unheilbaren Krankheit leide, gerade hat man mir es gesagt, und solange ich lebe, werde ich an dieser unheilbaren Krankheit leiden müssen. Aber ich will doch kein Todesurteil für meine Ehe! Zermanscht, zerstampft ist mein Gemüt. Silke reicht mir besorgt die Grappaflasche:

«Veith, du bist ganz blaß, du wirst mir doch in der letzten Minute nicht noch seekrank werden!»

Im Zug sorgt sie sich rührend um mich, während ich geistesabwesend in der Ecke lehne.

Dieser Tod von Venedig schüttelt mich noch Wochen, aber zuhause warten Berge von Arbeit, und so kann ich Abstand gewinnen. Meine Stimmungen wechseln: Einmal habe ich eine Riesenwut auf meine Frau, weil sie nichts dazulernt, nichts dazulernen will, und dann wieder tut sie mir leid, weil sie vielleicht gar nichts dafürkann, weil sie, wie wir alle, ein Produkt aus Erbanlagen und Umwelt ist. Und da sie sich nicht auf mich einstellen kann, bin ich sogar schon mal auf den Gedanken gekommen, ich müßte versuchen, mich ihr anzupassen. Ich habe es versucht, und nicht nur einmal. Aber was soll ich Ihnen sagen! Das ist, wie wenn Sie sich gegen eine Dampflok stemmen wollten. Die Kraft der Hormone ist eben unbändig, und lange bin ich nie das Opfer meiner guten Vorsätze geworden.

«Unerfüllte Lust welkt nie im Busen des Mannes», empfand schon Goethe, der ja mit achtzig noch Liebschaften pflegte. Was sollte ich da von mir als kleinem Landtierarzt anderes erwarten? Ich glaube, ich gehe einer Zeit entgegen, in der ich nur mit Lügen glücklich sein kann.

War meiner ersten Frau sexuelles Feuer so leicht entzündbar wie Stroh, so habe ich's jetzt mit Silkes nassem Holz zu tun, das niemals lodert, niemals brennt und nach hunderten Versuchen höchstens glimmt.

Aber wie es in den August reingeht, bin ich darüber weg, wenn man überhaupt jemals über sowas darüber weg sein kann und ich habe mir mit einem Sätzchen ein Auswegprogramm geschaffen, das lautet: «Genieße die Welt, denn du wirst sie nicht mehr sehen!»

Der Sommer geht ins Land mit heißen Tagen, die Albberge liegen im Dunst, und wenn die Kirchenglocken läuten, wie jetzt gerade am Sonntagvormittag, wo ich meine Besamungen machen muß, dann stelle ich auch mal meinen Wagen an den Waldrand, setze mich ins Gras und atme ein Viertelstündchen den Hauch des Märchenhaften, der über meinem Ländle liegt.

Heute aber eilen meine Gedanken sehr schnell zu einem anderen Thema, das denselben anscheinend noch reizvoller und noch märchenhafter vorkommt. Ihnen kann ich's ja verraten: Ich bekomme morgen eine Praktikantin!

Es ist eine Studentin im siebten Semester, und sie möchte gerne in ihren Ferien bei mir mitfahren, um zu sehen, wie es draußen in einer Landpraxis zugeht. Einmal war sie schon da und hat sich vorgestellt, und dabei muß sie mich irgendwie mit einem von den Beatles verwechselt haben oder einem sonstwelchen Burschen, der im Augenblick hoch im Kurs steht, denn sie warf mir Blicke zu, die ein solcher Durchschnittsmann wie ich von so einem jungen Girl gar nicht verdient. Deshalb also erlaube ich meinen Gedanken, wie vielleicht verständlich ist, ihre Exkursion, ja, ich sehe sogar mit Freuden zu, wie sie auf die Leinwand meiner Phantasie recht frivole Filmchen projizieren.

Am Montag dann in der Frühe nehme ich sie erstmals mit zur Fleischbeschau. Da bekommt sie gleich den richtigen Begriff. Mit einem langen, scharfen Messer schneide ich die Herzen auf, das Blut spritzt heraus, die anderen Organe werden ebenfalls geöffnet, angeschnitten oder durchtastet. Die Kleine kriegt die Stempel in die Hand, und was ich fertig habe, darf sie kennzeichnen. Nebenher erkläre ich ihr natürlich eine ganze Menge, und wie wir durch sind mit unseren vierzig Schweinen, Großvieh und Kälbern, da sehen wir ganz schön aus und können unsere blutigen weißen Mäntel gleich in die Wäsche geben. Das Studentenfräulein hat von der Stempelfarbe blaue Finger bekommen, sich aber im übrigen recht gut gehalten, denn für ein weibliches Wesen ist es ja im allgemeinen fast ein Seelentrauma, Blut und geschlachtete Tiere in solchen Mengen ansehen zu müssen. Sie weiß jetzt auch schon, wie die Brühwasserlungen entstehen, und wie die Finnen in das Fleisch der Rinder kommen, und alles in allem war das ein guter Start.

Nachmittags ist unter anderem auch eine Geburt beim Fleckenplärrer von Schiefertal, einem Bauern, dem sein allzeit großes Maul zu seinem Spitznamen verholfen hat. Aber diesem Fleckenplärrer bleibt heute die Luft weg.

Stellen Sie sich vor, ich lange rein in die Kuh, spüre, daß es eine Steißlage ist, und sage zur Kathrin – so heißt sie nämlich –, sie soll den Arm freimachen und auch mal untersuchen, was sie da eventuell feststellen kann. Aber statt Ärmel hoch schlüpft das Mädchen geschwind aus seinen Klamotten, streift Arbeitsmantel und Bluse ab und tritt so an die Kuh, wie ich das auch mache, mit nacktem Oberkörper. Nur ihren schwarzen, gutgefüllten BH läßt sie an. Der Fleckenplärrer hängt die Augen raus wie ein gestochener Bock und schluckt leer. Die Kathrin aber verzieht keine Miene, während ich ihr etwas stockend erkläre, was ihre Hand in der Kuh machen soll und wie man die Hinter- von den Vorderfüßen unterscheiden kann.

Nachher, wie wir das Kalb aus der Kuh rausgebracht haben und uns gemeinsam in dem Eimer mit dem heißen Wasser waschen, grinst mich das kleine Biest ganz unverschämt süß an.

Erstaunlicherweise geschehen jetzt alle Praxisverrichtungen in der halben Zeit. So fix und so im Handumdrehen habe ich noch nie in meinem Leben operiert. Denken Sie, mit dieser Kleinen zusammen habe ich einen Kaiserschnitt bei einer Kuh in fünfundvierzig Minuten hingekriegt!

Kein Wunder, daß die Kathrin bald zu mir aufblickt wie zu einem großen Meister. Aber ich sehe es an ihren langen Blicken und ich spüre es auch, daß dem Fachlichen nur der kleinere Teil ihres Interesses gilt. So habe ich den Eindruck eines Mannes, der am Steuer eines Schiffes steht, das die Strömung mit sich fortträgt, sonnigen und abenteuerlichen Meeren entgegen.

Heute nachmittag mußte sie mir ein kleines Kätzchen halten. Das geschieht normalerweise auf der Fläche des Behandlungstisches. Aber der Schelm preßte das Tierchen extra an seinen für mich halb freigelegten Busen. So ergab es sich ganz von selbst, und es hätte sich auch beim besten Willen, so ich ihn besessen hätte, nicht vermeiden lassen, daß ich sie bei der Untersuchung berührte. Lange geht das nimmer! Schließlich besteht auch ein Tierarzt nur aus Fleisch und Blut.

Am Dienstagnachmittag bekommen wir einen langen Zettel mit, da wird es spät werden. Die Kathrin darf ihre ersten Injektionen machen und sogar eines von den vielen männlichen Ferkeln kastrieren, die der Bühler in Schwipfingen herbeischleppt. Wie wir weiterfahren, meint sie, diese Ringelschwänzchen in dem Schweinebestand hätten sie an einen Witz erinnert, den man sich zur Zeit an der Uni erzähle. Eigentlich sei er ja ein Rätsel, und sie wolle nun mal probieren, ob ich es rausbringe. «Welche drei Tiere, Herr Doktor Pfeffer, haben das Schwänzchen vorne?»

Au wai, au wai! Ich mache zwar selbst gern Rätsel, aber andere rausbringen, das gibt meist Fehlanzeige. Trotzdem suche ich jetzt mal schnell die Grenzgebiete des Tierreichs ab, damit ich mich mindestens im biologischen Bereich nicht blamiere. Aber ich komme auf nichts, und im übertragenen Sinn fällt mir auch keine Antwort ein.

«Na, dann gebe ich jetzt die Auflösung durch, Sie gestatten?» und schon wieder lächelt die Kathrin so unverschämt süß. «Die drei Tiere, die das Schwänzchen vorne haben, das sind die drei Musketiere!»

Stellen Sie sich den Veith Pfeffer in dieser Minute hinter seinem Steuerrad vor! Es ist bestimmt nicht nur wegen des Lachens, daß er kaum mehr ruhig sitzen kann. Und das Fräulein Praktikantin auf dem Nebensitz hat die Knie ans Kinn gezogen und freut sich diebisch, daß es ihm in so kurzer Zeit gelungen ist, diesen verheirateten Tierarzt total ‹high› zu machen.

Ich weiß nicht, wie es zur Zeit in anderen tierärztlichen Praxiswagen zugeht, aber in meinem fängt bereits die Luft an zu knistern, und am liebsten würde ich auf der Stelle anhalten. Aber dies geht leider nicht, denn wir befinden uns gerade am Ortsanfang von Wasserheim und müssen da gleich an der nächsten Ecke noch rein zum Waldhornwirt, weil er bei seinen Schweinen Rotlauf hat. Das dauert glücklicherweise nicht allzu lange, und schon kommen wir raus. Da hört man, wie aus dem Nebenzimmer Rockmusik ertönt, und im Nu hat da die Kathrin schnell mal ihre Nase reingesteckt. Wie ich noch mit dem Waldhornwirt spreche, kommt sie zurück, faßt mich an der Hand und flüstert begeistert:

«Ein Klasse-Schuppen da drin! Kommen Sie, bitte, nur einen Tanz! Bitte, bitte!»

Der Waldhornwirt gibt Schützenhilfe:

«Wohl, wohl, Herr Doktor! Schauen Sie sich das nur einmal an, das haben wir erst kürzlich für die jungen Leute eingerichtet!» Obwohl ich nicht die geringste Lust habe, in einen solchen Krachladen reinzugehen, und schon gar nicht in meiner Stallmontur, lasse ich mich doch auf der Stelle überreden und gehe mit. Die Arbeitsmäntel werfen wir schnell ins Auto, und die Gummistiefel ziehen wir am Eingang vom Lokal runter und gehen in den Socken hinein. Es herrscht eine solch schummrige Beleuchtung, daß dies niemand auffällt.

Und dann tanze ich und sehe in nahe, leuchtende Augen und spüre, wie sie sich an mich schmiegt. Und und – aber im Waldhorn zu Wasserheim! Sanft ziehe ich Kathrin hinaus

108

auf den Gang zu unseren Gummistiefeln, sacht fahre ich mit ihr ein Stück durch die Nacht.

Die kommenden Wochen sind für mich unaussprechlich schön. Das junge, hocherfahrene Mädchen, die Sommerabende, deren laue Luft erfüllt ist von dem unbändigen Zirpen der Grillen, das Geheimnisvolle unseres Tuns auf den nächtlichen Feldwegen, all das zusammen katapultiert mich in den Himmel der Glückseligen.

«Na, ihr zwei kommt aber lustig heim!» kann Silke uns manchmal empfangen. Aber sie ist ebenfalls vergnügt und freut sich, daß mir die neue Funktion ‹Lehrtierarzt› einen solchen Spaß macht. Und es ist ja auch in der Tat so, denn die Unterwegsspielchen heizen die Berufsfreude erst so richtig an.

Aber schnell gehen die vier Wochen vorüber, Kathrin reist ab, und ich bleibe in meinem Auto allein zurück. Es war ein Sommertraum, eine kurze Sommerliebe am Rande meiner Ehe. Ich bin dankbar, daß es keine Schwierigkeiten gegeben hat, fahre in die Stadt und kaufe für Silke einen kleinen Goldring mit Aquamarinstein. Sie sagt voller Freude, daß sie gar nicht weiß, wie sie dazukommt.

Ansonsten mache ich jetzt eine Entziehungskur durch, die sich bis zum Jahresende hin erstreckt. Aber ich plane, daß sich die Pfeffers einen Bekanntenkreis schaffen, daß sie sich gesellschaftlich engagieren, denn das hat seither vollkommen gefehlt. Es würde auch für Silke Abwechslung und Anregungen bringen, und ich denke, sowas paßt jetzt ganz gut in die Landschaft.

Im Brief nach Amerika stelle ich diesmal statt einem Rätsel zwei von meinen Aphorismen zur Debatte. Für Erich sind sie sicher rein unmöglich, aber ich will ihn ja damit ein wenig provozieren. «Treue im sexuellen Bereich», so der erste Sinnspruch in Prosa, «wird niemals eine Seuche, obwohl ihr Name Gesundheit ist.»

Der zweite, für den Mann mit seiner Schuldirektorwürde wohl ebensowenig akzeptabel, lautet:

«Glück gibt es nur jetzt, später leben andere!»

Aber damit er nicht denkt, ich würde mich allein von den Genüssen des einfachen Tagesgeschehens absorbieren lassen, teile ich ihm auch noch mit, daß ich mich zur Zeit mit der Lehre Buddhas befasse, weil ich nämlich gelesen hätte, Menschen dieser Religion, wie zum Beispiel die Thailänder, seien selbst unter ganz einfachen Lebensbedingungen zufrieden und glücklich, was man ja von den Christen nicht gerade behaupten könne.

Der Familienbericht fällt wieder recht positiv aus, und Silke vergißt auch nicht, den geschenkten Ring zu erwähnen, so daß ich sicher jenseits des Ozeans als ganz honoriger Gatte erscheine, dem nachzueifern sicher dem guten Erich mehr als einmal vorgehalten wird.

7 Geselligkeiten

Mit dem geplanten Bekanntenkreis wird es gleich zu Beginn des neuen Jahres ernst. Denn schon heute, an diesem Samstagabend, haben wir den Doktor Moravetz mit seiner Frau eingeladen und den Bürgermeister Hauser von Degersbach, den schönen Fritz, wie er allgemein heißt, mit seiner Gemahlin, sowie die Familie Dolger.

Silke ist Feuer und Flamme, und sie trifft Vorbereitungen wie zu einem Staatsbankett. Es ist ihre erste Einladung, und sie gibt ihr Debüt, das muß man sagen, mit Bravour. Bei ihrem exzellenten Essen kommt gleich eine ausgezeichnete Stimmung auf, und die anschließende Unterhaltung plätschert sehr munter dahin, Silke hat in Doktor Moravetz einen guten Gesprächspartner gefunden, weil der auch, wie sie selbst, viel vom Gartenbau versteht und sogar besondere Züchtungen betreibt, was Rosen betrifft. Der Bürgermeister gibt witzige Vorfälle aus seiner Amtszeit zum besten und flirtet später, wie getanzt wird, mit Frau Dolger, die für unseren gutbürgerlichen Abend ein wenig zu aufreizend angezogen ist, wie mir meine Frau zuflüstert. Der Gastgeber selbst widmet sich der rothaarigen Frau Hauser, deren leichte Korpulenz ein schwüler Charme umgibt, während sich Fabrikant André Dolger, ganz gentlemanlike, mit der Frau Moravetz über Schmuck und Edelsteine unterhält.

So wird dieser erste gemeinsame Abend ein voller Erfolg, wie allseits bekundet wird, und es schließen sich natürlich Gegeneinladungen an. Bald sind alle miteinander per du, und schon vorher habe ich prophylaktisch die Damen mal durchgeküßt und ausprobiert, wie sie reagieren.

Bei Hausers geht man vor dem Essen immer in die

111

‹gemischte› Sauna, was diesen Einladungen immer einen besonders prickelnden Reiz verleiht. Drin in der Backofenhitze allerdings vergeht einem alles, und man hat genug zu tun mit schwitzen und schnaufen. Aber wenn man zum Beispiel sagt: «Mir reicht's jetzt» und vor der allgemein üblichen Zeit rausgeht, dann trifft so ein Adam vielleicht im Liegeraum auf eine Eva, die es in dem Schwitzkasten dadrin genauso machte. Und an diesem Punkte dann wird das Saunieren auch für einen Nichtpassionierten zu einem echten Erlebnis.

Es stellt sich nun schnell heraus, daß das Obige tatsächlich zutrifft, und zwar auf Eveline Dolger und mich. Wir zwei können anscheinend die Hitze in Hausers Sauna am wenigsten aushalten. Nach dem kalten Abduschen ist es uns aber dafür erlaubt, in unsere offenen Bademäntel zu schauen. Seltsamerweise haben wir gar keine Lust, dieselben zu schließen, jedenfalls solange nicht, wie kein Störenfried sich naht. Und meistens dauert es einige Minuten, bis der nächste dem Brutschrank entschlüpft.

Dieser Fügung des Zufalls, der, so hoffe ich, niemand in auffallender Weise nachgeholfen hat, schließen sich in den folgenden Wochen einige äußerst private Zusammenkünfte an, die es gestatten, die bisher gepflegte Kommunikationsform um einiges zu verbessern.

Aber diesmal bin ich von meiner Lebensmaxime, den Worten Tibulls «Säumen und irren ist eines», recht enttäuscht. Denn die blonde und blauäugige Eveline entpuppt sich bei näherem Zusehen als eine Frau, die einem bedeutend auf den Wecker fallen kann. Optisch bestimmt nicht, aber dafür akustisch. Meine Augen rennen auf sie zu, meine Ohren von ihr weg. Denn ich kann das einfach nicht haben, wenn sie mir mit schriller Bestimmtheit und messerscharfen Worten in den Ohren liegt und damit unsere Beziehung belastet. So eine Liebschaft ist nichts für den Veith Pfeffer. Ich schütze meine viele Arbeit vor und ziehe mich langsam, aber sicher zurück.

Und das mit der Arbeit ist noch nicht mal erlogen. Zur Zeit läuft der Laden wieder so enorm, daß man glatt zwei damit vollbeschäftigen könnte. Letzte Woche zum Beispiel mußte ich zum Fünfzehn-Stunden-Tag hin noch jede Nacht raus und auf Nachtschicht fahren. Da könnte man bald von dieser allein leben, wie beim horizontalen Gewerbe, nur daß sich dort die Damen tagsüber ausschlafen können.

Etwas hat einen eben immer am Wickel und zur Zeit ist's mal wieder die Praxis. Sogar in einem weiteren Sinne noch, wie Sie gleich sehen werden.

Da hat nämlich der Köhler in Hochdorf droben ein halbjähriges Fohlen mit einem großen Nabelbruch, den ich heute nachmittag operieren muß. Ich gebe also meine Chloralhydratinfusion, mein Basisnarkosemittel, und ich habe vier Leute dabei, und das Wurfzeug ist schon angeschnallt. Aber auf einmal macht das Fohlen samt dem Wurfzeug einen Satz. Meine Mannschaft ist nicht auf Zack, jeder ist überrascht und keiner hält exakt. Mich wirft's an die Wand, und ich komme nicht mehr hoch. Verflixt, anscheinend hat's mich im Kreuz erwischt. Erst wie ich mich auf den Bauch drehe und von da aus die Knie anziehe, gelingt es mir aufzustehen. Den Oberkörper aber kann ich nicht aufrichten. Vornübergeneigt stehe ich und sie bringen mir einen Stock, damit ich nicht umfalle.

«Herr Köhler», sage ich, «vermutlich hat da meine Wirbelsäule was abgekriegt, vielleicht ist eine Bandscheibe raus. Aber Ihren Nabelbruch da, den machen wir trotzdem; jetzt haben wir schon alles vorbereitet und die Leute sind da.»

Und dann wird die Narkose fortgesetzt, und das Pferd fällt auf das Strohlager und wird ausgebunden. Ich stehe abseits, gebückt wie ein alter Mann, und kommandiere. Das Operieren selbst ist dann einfacher, denn da knie ich und muß den Oberkörper ohnehin über den Pferdebauch beugen. Nur herreichen muß ich mir alles lassen, denn bei jeder schnellen Bewegung fährt's mir rein, daß ich schreien könnte.

Das Gehen zum Auto hernach muß rückwärts erfolgen, so fällt's mir am leichtesten. Und dann fahre ich auf dem kürzesten Wege und pianissimo zu Freund Moravetz. Unterwegs erinnere ich mich an die Worte eines ehemals weitbekannten Tierarztes, der als Siebzigjähriger seine Berufserfahrung dahingehend zusammenfaßte, daß er zu mir sagte:

«Herr Kollege, denken Sie daran, Wohlhabenheit in unserem Berufe muß man in erster Linie mit seiner Gesundheit erkaufen!»

Aber mein Franz, der lacht mich aus, wie er mich so in halber Größe und mit dem Blick zum Boden in sein Sprechzimmer reinkommen sieht.

«Was hast denn du angestellt, Veith? Das ist ein Anblick! Schau, schau, dich werde ich wohl ein bißchen reponieren müssen. Komm her, mein Sohn! So, da spritzen wir erst ein bißchen Novokain rein in die Gegend, so, und jetzt entspannst du dich einmal ganz!»

Und bei diesen Worten hebt mich doch der Kerl, der Rosenzüchter, dem ich eine solche Kraft nie zugetraut hätte, kurzerhand von der Liege hoch und läßt mich dann, pflatsch, der Länge nach wieder runterplotzen.

«Jetzt steh auf! Na, wie ist's?»

«Donnerwetter, einwandfrei!» rufe ich begeistert aus und stolziere auf und ab, wie wenn mir noch nie etwas gefehlt hätte.

«Franz, allen Respekt! Du hast ja ein Wunder vollbracht, du bist ganz große Klasse!»

«Das ist weiter nichts als ein Stück Chiropraxis», meint mein Wohltäter bescheiden, «und du brauchst mich gar nicht so stark zu loben, denn wenn das Novokain nicht mehr wirkt, kannst du auch noch anderer Ansicht werden.»

Und wirklich surrte es in meinem Kreuz bis zum Abend ganz erheblich. Aber aufrechtbleiben konnte ich, und das war das wichtigste, denn heute abend sind wir doch eingeladen bei Bürgermeisters!

Während ich ächzend ein gutes Hemd überstreife und

114

Silke besorgt frägt, ob wir unter diesen Umständen nicht doch lieber dableiben sollten, schnuppere ich im Geiste schon den leicht parfümierten Geruch verschwitzter roter Haare unter Beates, der Frau Hauser, Armen und denke mit verborgenem Lächeln:

«Kein Hengst ist je so krank und alt, daß er nicht wiehert, wenn eine Stut' ihm g'fallt!»

Und so sind wir natürlich dabei, und der schöne und trinkfreudige Fritz macht sich heute über meine Silke her und versucht anscheinend humorvoll, ihr das Sätzchen «Erlaubt ist was gefällt» zu interpretieren. Aber wie ich dann später bemerke, sitzt mein Frauchen bei André, dessen gepflegte und zurückhaltende Art ihr offensichtlich mehr zusagt. So ist Silke an diesem Abend ziemlich in Anspruch genommen, und für mich ergeben sich daraus manche Möglichkeiten, unbeobachtet meinen speziellen Absichten nachzugehen.

Beate zeigt mir, daß man von ihrer Wohnung aus direkt in den Garten rausgehen kann, und das ist nicht einmal das schlechteste. Denn es weht eine laue Luft das Tal herauf, und dazuhin liegt ein gleißendes Mondlicht über der Landschaft. Wir gehen zwischen Büschen und Bäumen die Wegchen entlang, und weder der Mond noch die Nacht oder der Wunsch zu lieben, raten uns zu Mäßigung. Aufgeschreckt werden wir erst, wie Beates Trägerkleid kaputtgeht, zwar nicht ganz, aber immerhin so, daß der eine Träger nur noch an ein paar Fäden hängt.

Dieser Abend hinterließ in meinen Aufzeichnungen ein paar Zeilen, und der Zufall oder besser mein Leichtsinn spielte den beschriebenen Wisch in die Hände meiner treuliebenden Gattin. Sie konnte da lesen:

Mit achternem Wind
in hoher Fahrt
am Rande der Lüste entlangsegeln,
offen die Hände,

offen den Mund,
die Köstlichkeiten
scheu und doch wild zu berühren.

«O Veith!» rückte sie mir da auf den Leib, «was soll denn das wieder? Du bist doch kein Pennäler mehr! Soll das vielleicht der Bürgermeisterin gelten? Das würde mich aber sehr wundern, wenn du an der was fändest. Die ist ja direkt widerlich dick, und schlampig ist sie obendrein! Hast du nicht gesehen, wie die bei ihrer letzten Einladung rumgelaufen ist? Der Träger über ihrer Schulter war halb abgerissen, und die hat das nicht einmal bemerkt!»

«O Schätzchen!» denke ich bei mir, «wenn du wüßtest!» und allmählich bekomme ich das Bewußtsein, ein ganz durchtriebenes Bürschchen zu sein. So wohl fühle ich mich, daß ich mich zu dem Satz versteige:

«Nur die Unreifen halten sexuelle Treue für eine gute Idee!»

Aber das Zettelchen mit diesen Worten verschwindet natürlich augenblicklich von der Bildfläche, ich bin ja nicht lebensmüde!

Allerdings, und jetzt kommt der Haken an der Sache, die Flirts mit der Beate gehen alle bis zu einem bestimmten Punkt, und dann ist Sense. Über Petting raus ist bei ihr nichts drin, und da ist sie erstaunlich konsequent. Ich glaube, der schöne Fritz, ihr Gespons, würde da weniger kleinlich sein. So denke ich jedenfalls, weil ich ihn ab und zu mit seiner Vorzimmerdame über Land fahren sehe und weil er da immer geradeausschaut und mich nicht kennt. Je mehr das Jahr seinem Ende zueilt, desto mehr Gelegenheiten bleiben auf der Strecke, und in meinen Gedanken habe ich auch der Hauser Beate bereits ade gesagt. So amüsant gepflegte Pettings auch sein mögen – wenn einer schon mal mit Vollprofis ins Bett gegangen ist, so genügen ihm solche Halbheiten eben auf die Dauer nicht mehr.

Ich kann mir ganz gut denken, daß Sie diese ganzen

Schilderungen meiner durchs Animalische bestimmten Lebensphase mit einiger Besorgnis wahrnehmen, und ehrlich gesagt, mir selbst geht es manchmal so, und ich denke darüber nach, ob das auch noch normal ist bei mir. Warum habe ich beständig den Wunsch, einen anderen Menschen von Haut zu Haut zu spüren? Warum ist die Lust am Primitiven die größte für mich? Eigentlich sollte ja bei der Wahl zwischen Angriff und Rückzug das Herz entscheiden, aber in Wirklichkeit tun es die Tests. Kann man sagen, daß ich meine Ehe kaputtmache? Fragen und Fragen. Was die Ehe anlangt, so gibt es, jedenfalls soweit ich die Sache überblicken kann, noch keine Anzeichen für ein langsames oder gar schnelles Ausbleichen meiner Beziehungen zu Silke. Wir mögen einander nach wie vor, haben nur ganz selten mal eine Meinungsverschiedenheit, und wir führen ein harmonisches Familienleben. Ab und zu bringe ich ein kleines Geschenk mit nach Hause, und beinahe jede Woche gehe ich auf dem Heimweg von der Praxis im Blumenladen vorbei und nehme ein Sträußchen für sie mit. Mißtrauen und Eifersucht, diese zwei schlimmen Worte, sind bei uns bis heute noch nicht vorgekommen.

Mein Schwager, der Herr Professor, wie er sich seit neuestem nennen darf, geht mit meinen Aphorismen streng ins Gericht: Zweifelhafte Behauptungen aufstellen und frivole Lebensrezepte austeilen, das solle ich besser bleibenlassen. Ob ich nicht merke, daß solche Sprüche nur Lebemännermoral darstellten? Bums! Da habe ich's aber wieder mal! Der Erich nimmt mich manchmal ganz schön ran. Letztesmal war ihm das Rätsel zu billig, diesmal sind ihm die Aphorismen zu doof. Der Kerl wird immer anspruchsvoller! Aber warte nur, Männlein, Professorenmännlein, dir will ich! Weihnachten werde ich mich revanchieren.

Im Herbst dieses Jahres kommt eines Tages der Sohn vom Obmann Laible an die Türe und sagt, daß er eine hochträchtige Kuh habe, die laufend abnehme und die auch so einen dunklen Urin habe, und das gefalle ihm gar nicht.

117

Wie ich nun die Sache anschaue und mit dem Arm bis zur Achsel im Darm drin bin und die Nieren in die Hand nehme, weiß ich sofort, wieviel es geschlagen hat. Denn die rechte Niere stellt sich als großer, dicker Sack dar, der dreimal so viel an Umfang hat wie die linke Niere. Das ist eine alte, böse Nierenentzündung, das ist ein Todesurteil, sowas heilt nimmer.

Das sage ich auch gleich zu dem jungen Bauern.

«Für jeden Tag ist's da schade, wo die noch im Stall steht! Allerlängstens hätte die noch ein, zwei Wochen zu leben, aber auf keinen Fall wird sie das Kälbchen mehr zur Welt bringen können!»

Und da der Laible jr. sehr vernünftig ist, gibt es auch gar keine weitere Diskussion, und der Kronenwirt schlachtet die Kuh gleich am anderen Tag. Das Kälbchen rette ich durch Kaiserschnitt im Schlachthaus; das heißt, die Kuh wird mit dem Schußapparat betäubt, wie das bei jeder Schlachtung geschieht, aber statt dann das Tier durch Halsschnitt entbluten zu lassen, schneide ich mit einem langen Messer, ratsch, den Bauch auf, und nochmals, ratsch, auch den Tragsack, der hervorquillt, und schon ist im Ein-Minuten-Tempo die Geburt geschehen, und der Laible zieht anschließend das Neugeborene auf einem Leiterwägele quer durch die Stadt nach Hause.

Ich erwähne aber diesen nicht allzu absonderlichen Fall deshalb, weil man an ihm sieht, wie man erfahren wird im Laufe seines Berufslebens und welch feste Voraussagen man über den Ablauf einer Erkrankung machen kann. Die Bauern sagen zu einer solchen Sache:

«Das hat der Doktor der Kuh gleich angesehen, der kennt sich aus im Wurstkessel!»

Solcherart ein Schicksal vorauszusagen, das lernt man also, das ist eine Leistung des Verstandes.

Aber hören Sie, wie es im folgenden Fall ging. Was halten Sie davon?

Da steht draußen auf dem Schieferbachhof bei Schiefertal

118

ein Pferd, das schaut ins Stalleck hinein und läßt den Kopf hängen. Immer schaut es nur ins Stalleck hinein und läßt den Kopf hängen.

Und wenn das ein Pferd macht und noch ein paar andere Symptome dazu hat, dann denkt ein Tierarzt gleich an die Borna'sche Krankheit, bei der das Gehirn Mattscheibe hat und wo von vorneherein Hopfen und Malz verloren ist, was die Heilungsaussichten anbetrifft. Es gibt zwar eine Menge Medikamente dagegen, die man ausprobieren kann, aber allemal ist man enttäuscht von seinen Bemühungen, und es existiert halt noch nichts, womit man dem Virus beikommen könnte, und gleich gar nichts, womit man zerstörte Gehirnzellen wieder reparieren könnte.

Aber wie ich nun da in den Stall auf dem Schiefertalhof zu diesem Pferd reinkomme, da habe ich, wo mich sonst die Trostlosigkeit eines solchen Falles jedesmal erschüttert, diesesmal den ganz bestimmten Eindruck, daß das Tier gesunden wird. Von der Untersuchung her allerdings kann ich mir das in keiner Weise bestätigen, denn da sieht es so trübe aus wie immer: Gelbe Schleimhäute, die Reflexe schwach, die Füße läßt das Tier überkreuzt stehen. Dies und noch mehr, alles genauso wie bei den Aussichtslosen. Trotzdem sage ich mit Festigkeit zum Bauern:

«Der Wallach wird durchkommen!»

Und tatsächlich, die bösartige Kopfkrankheit heilt ab, die Schlafsucht verschwindet, und nach zwei Wochen ist der Kerl wieder voll bei Bewußtsein, und ich wundere mich nicht schlecht, daß ich das vorausgeahnt habe. Also pflege ich meine neue Errungenschaft ein bißchen weiter, schon deshalb, weil es ja auch nur ein Zufall gewesen sein könnte. Einfühlen, intuitiv etwas erfassen, außerverstandlich etwas wahrnehmen, das mache ich mir nun zum Hobby. Sie dürfen mich deswegen ruhig auslachen, vielleicht haben Sie es schon früher bei meinen Interessen für die Homöopathie oder das Rutengehen getan, denn vielleicht ist es ja tatsächlich lachhaft, sich um derlei unqualifizierte Brimborien zu kümmern. Aber wissen Sie, wenn ich überlege, wie das, was derzeit alle meine Kollegen für die modernste Diagnose, die neuzeitlichste Therapie halten, in wenigen Jahren schon mit Recht als überholt verspottet wird, daß ich also heute Methoden praktiziere, die bereits in zehn Jahren veraltet sind, dann stehen mir offene Augen und offene Ohren gut an, was Unbekanntes betrifft. Meine früher leider oft zur Schau gestellte rechthaberische und überlegene Miene allen Grenzgebieten gegenüber können Sie jetzt nicht mehr an mir beobachten. Lieber lasse ich mich der Unseriosität zeihen, und das geschieht des öfteren, als daß ich den augenblicklichen Stand der wissenschaftlichen Erkenntnis als dauerhaft ansehe, denn dieser ist gewißlich nicht anders zu beurteilen als der von 1850 oder 1900, nur daß heute die Weiterentwicklung unvergleichlich schneller vonstatten geht. Deshalb, und weil auch ein Landpraktiker nicht hinter dem Mond zu wohnen braucht, trainiere ich jetzt eben nebenbei in Sachen Intuition, in Sachen außersinnlicher Wahrnehmung.

H.C. Anderson hat einmal gesagt: «At rejse er at leve», reisen heißt leben, und diese Empfindung ist mir so inne, wie sie ihm gewesen sein mochte. Reisen ist für mich der stärkste Ausdruck für die Hingabe an das Leben.

Jedoch gibt es für mich auch ganz detaillierte Gründe, die mich hinauslocken in die Ferne. Einen habe ich bereits mitgeteilt, das Interesse nämlich an den großen Wesentlichkeiten auf dem Erdenrund. In diesem Jahre bin ich speziell an der Lebensform eines vom Buddhismus geprägten Volkes, den Thais, interessiert. Ich will sehen, ob sie wirklich so zufrieden sind, wirklich so freundlich, so tolerant und so bescheiden, wie ich das gelesen habe.

Zum anderen –, und warum sollte ich das verschweigen – sind auch sinnliche Neugier und Verlangen hintergründig eine wesentlich mitbestimmende Ursache, mindestens aber stimulierende Faktoren für meine Reiselust. Was ich zu Hause versäume, das verspricht mir die Fremde, so etwa!

Vier ganze Wochen standen mir für die Reise nach Siam zur Verfügung, und als ich wieder ging aus diesem Lande, da war es ein schmerzlicher Abschied. Ein Paradies zu verlassen, tut in der Seele weh. Was ich lernen wollte, habe ich gelernt, was ich erfahren wollte, ist mir geschehen. Ein Stück Erde, ein Stück Menschsein ist mir mit Blütenkränzen und mit Lachen und mit einer tiefen geistigen Schönheit ins Herz gedrungen. Ich habe bei den Mönchen im Tempel gewohnt, mit ihnen auf dem harten Holzboden geschlafen, mit ihnen die erbettelten Speisen gegessen, mit ihnen im braunen, schlammigen Fluß gebadet. Ich habe gesehen, wie sie Ärzte sind am Tage und wie sie in den Nächten die Kinder unterrichten und wie sie Buddhas Lehre leben und wie sie die Höchstgeachteten in einem Volke sind, das wie kaum ein anderes in glückseliger Zufriedenheit dahinlebt.

Was die körperliche Liebe anbetrifft, so wurde sie mir in diesem Lande dargereicht, wie man mir die Speisen gab, selbstverständlich und mit großer Liebenswürdigkeit. Es brauchte auch nicht viele Kenntnisse, um herauszufinden, daß Thaimädchen von bezaubernder Anmut sind und daß sie freundlichen Engeln gleichen, deren schönste Aufgabe es ist, Männer bis in die letzten Fasern ihres Empfindens glücklich zu machen.

Selbst beruflich gesehen kam wieder viel Neues hinzu. Neben dem Besuch bei einem Kleintierpraktiker in Bangkok und der Tiermedizinischen Fakultät ergaben sich auch beim Aufenthalt im dortigen Schlachthof interessante und neuartige Aspekte.

Wenn ein Tierarzt nach einem Urlaub heimkommt, dann kann er Gift darauf nehmen, daß an seiner Haustüre bereits einer steht, der auf ihn wartet. Ohne jeden Übergang, gerade noch Reisender, in der nächsten Minute schon praktizierender Arzt der Tiere, so spielt sich das ab.

Morgens um zehn Uhr treffe ich, vom Flugplatz Echterdingen kommend, in unserem Hause am Fuße des Freßbergs ein, und bereits zehn Minuten später, ich habe die

Kinder noch kaum richtig auf dem Arm gehabt, schellt bereits der erste wieder an der Türe.

Es ist der Feldschütz, der diesmal den Anfang macht, er, der bestbezahlte Spaziergänger der Gemeinde, wie meine Bauern sagen. Er kommt wegen seinem Knurr, seinem treuen Begleiter seit über zehn Jahren. Der ist anscheinend letzte Woche, weil er nicht mehr so gut hört und sieht, von einem Auto angefahren worden; seither kann er den Kopf nicht mehr gerade halten, und wenn er geht, geht er im Kreise herum.

«Schlecht schaut das aus», sage ich, «ein Gehirnschaden. Da ist nichts mehr zu machen. Das einzige noch, was wir für den Geplagten tun können, ist, ihm Sterbehilfe zu geben!»

Aber nicht, daß Sie erschrecken und denken, gleich zieht der Doktor Pfeffer, der Rohling, sein Schießeisen hervor, wie er es früher tat. Nein, nein, diese Zeiten sind passé. Schon seit langem verwende ich da ein hochdosiertes Narkosemittel, und mit diesem schlafen die Tiere so sanft ein, daß selbst die empfindlichsten Damen der Gesellschaft von dieser stillen und absolut schmerzlosen Methode sehr angetan sind.

Wie's überstanden ist und wir den armen Knurr raustragen in den Wagen vom Feldschütz, sagt dieser, selbst schon ein Senior, wehmütig:

«O Herr Doktor, wie schnell geht doch alles dahin bei Mensch und Tier! Zwanzig Jahre schon bin ich jetzt Feldschütz in Schwipfingen, und ich merke jeden Tag mehr, daß es nimmer so geht und daß ich ein alter Kracher werde. Wissen Sie, wenn ich abends draußen bin in meinem Revier und an den Waldrändern die abgestellten Autos wackeln sehe, dann versetzt's mir jedesmal einen Stich. Früher, ach was waren das für Zeiten! Autos hat man keine gebraucht, Wiesen und Heuschober taten's auch, und ich habe Pulver im Leib gehabt für drei! Und heute, wie soll ich's Ihnen beschreiben, heute, bei meiner Alten daheim, da ist's nur noch eine Tierquälerei!»

Mein Brief an Erich wird diesmal etwas umfangreicher als gewöhnlich, muß ich ihm doch die so positive Bilanz meiner Reise mitteilen, muß ihm sagen, wie man mit einem einfachen und anspruchslosen Leben glücklich sein kann und wie Buddha, der Mann, der in die Hauslosigkeit zog, ein gutes Rezept für der Menschen Wohl hinterlassen hat, was allein schon aus dem täglichen Gruß erhellt, den seine Anhänger benutzen und der lautet: «Mögen alle Wesen glücklich sein!»

Die heile Welt dieser so sehr liebenswerten Menschen, die leider schon angekränkelt wird von den Negativseiten westlicher Zivilisation und bedroht von dem bösen Krieg im Nachbarland Vietnam, will ich ihm schildern. Und dann wird mir gerade dieser letzte Aspekt Gelegenheit geben, dem Neuamerikaner meine Meinung zu sagen über diese US-Invasion und über den Krieg überhaupt.

«Deine Landsleute sind dabei», werde ich schreiben, «ein kleines, unschuldiges Volk ins Elend zu stürzen! Wißt ihr denn nicht, daß Kriege den niedersten Moralkoeffizienten besitzen von allen menschlichen Missetaten! Meinst Du vielleicht, daß man sowas Humanismus heißen kann? Es ist genau das Gegenteil! Es ist Schmach, die ihr über euch selbst ausschüttet.

Es fängt ja auch so harmlos an, so entschuldbar, so überaus vertretbar sogar: Wir haben nur Soldaten zur Abschreckung, wir erfüllen nur unsere Pflicht dem Vaterland gegenüber! Wir müssen uns doch schützen vor den bösen anderen! So sagen alle Völker! Und alle Völker halten sich selbst für gut und die anderen für schlecht. Daran gibt's nicht den geringsten Zweifel. Das sieht jeder ein. Und darum ist es irre, echt irre, was die Menschen in Sachen Krieg treiben! Was meinst Du, Schwager, wann werden sie einmal gescheit werden? Ich jedenfalls habe meine Zöberleinzeit hinter mir.»

Aber damit ich meinen Ami-boy nicht ganz vergräme, werde ich am Schluß noch ein Rätsel bringen, aber jetzt mal eines, das mit meinem Beruf nichts zu tun hat. Wollen sehen, ob er dann auch noch so überlegen tun kann! Es geht so:

Vom Geschlecht her ist's ein Mann,
der verschieden groß sein kann.
Vielfalt heißt sein Innenleben,
Luft ist immer beigegeben.
Rund um die Welt ist sein Zuhause,
doch manchmal hat er Jahre Pause.
Sein Äußeres ist oft zerkratzt
und mitunter auch geplatzt.
Er geht auf lange, große Reisen –
na, sag schon, wie wird er geheißen?

8 Eine feste Freundin

Ein freundlicher Tag im Januar. Nach sechs Wochen Schnee mit nachfolgendem Tauwetter ist's heute erstmals wieder leicht angefroren. Das nützen meine Bauern aus, denn die Misthaufen vor den Häusern sind mittlerweile turmhoch geworden und die Güllengruben laufen über. Von früh bis spät rattern die Traktoren durch die Gegend, weil man heute überall reinfahren kann in die Wiesen und auf die Äcker und keiner zu fürchten braucht, daß er steckenbleibt.

Was mich betrifft, so bin ich gerade wieder einmal oben auf dem Grasberg beim alten Kübler vom Wannhof. Dieser Landwirt ist bekannt durch sein vieles Herumsitzen in den Wirtschaften und seine Sprüche, die er immer klopft. Daß so einer, der überall im ganzen Ländle seine Nase drin hat, auch über das Privatleben von seinem Tierarzt Bescheid weiß, das habe ich bereits mehrmals erfahren, und deswegen wundere ich mich auch gar nicht, wie er jetzt, wo ich im Augenblick damit beschäftigt bin, seinem Sepp, dem braunen Wallach, die Backenzähne abzuraspeln, weil er Haken dran hat und nicht mehr beißen kann, das Thema auf die Frauen bringt.

«Ja, ja, Herr Doktor», beginnt er, «wir Mannsleute haben's halt schwer! Eine Frau, das ist bekannt, kann zur Not mit einem einzigen Mann auskommen, aber andersrum, da ist doch ständig der Wurm drin, hab ich nicht recht?»

Ganz verschmitzt lächelt er dazu, wie er so auf den Busch klopft, ich aber reagiere überhaupt nicht. Da startet er einen zweiten Anlauf.

«Mit den Weibern sollte man halt auf den Wochenmarkt können, meinen Sie nicht auch?»

Aber selbst diese zweite Anspielung überhöre ich und rasple eifrig weiter. Nun ist der Kübler zwar furchtbar neugierig, aber keineswegs dumm. Deshalb kapiert er schnell, daß er nichts aus mir herausbringt, auch wenn er es noch so diplomatisch anfängt. Daher setzt er, wie es seine Art ist, an den Schluß dieser einseitigen Unterhaltung noch ein spezielles Bonbon, indem er, mein Schweigen dadurch tadelnd, von seiner eigenen Frau verkündet:

«Ich habe Glück gehabt mit der meinigen! Ich hätte noch viel schlimmer reinfallen können!»

Nun muß ich aber doch aus vollem Halse lachen. Der Wannhofbauer ist und bleibt ein Unikum!

Auf dem Heimweg indessen kommt's mir nochmals in den Sinn, was er gesagt hat, von wegen mit den Weibern auf den Wochenmarkt gehen.

Sie wissen ja, Wochenmarkt, das ist der wöchentlich abgehaltene Verkaufsbetrieb im Freien, zu dem die Bauern hauptsächlich Obst und Gartenerzeugnisse und Eier anliefern.

Da würde unsereiner aber schön in die Röhre schauen, wenn er sowas ins Auge fassen wollte, mit seiner besseren Hälfte auf den Wochenmarkt gehen! Denn eine gut eingearbeitete Tierarztfrau, das ist eine Perle, was sage ich, sie ist ein ganzes Perlengeschmeide, unbezahlbar, unersetzlich! Was sie nicht alles leisten muß! Man erwartet von ihr das Können einer Operationsschwester und die Beherrschung von Buchführung und Steuergeschehen. So eine Frau darf auch nicht zimperlich sein. Sie muß ohne weiteres eine große, böse Geschwulst anfassen können, und es darf ihr nichts ausmachen, wenn sie bald jede Woche einmal die Exkremente eines kranken Tieres in ihrem Hausgang oder im Behandlungszimmer wegräumen oder aufwischen muß. Auch ein kraftvolles, mutiges Zupacken wird von ihr verlangt. Selbst den größten und schwersten Kater muß sie mit sicherem Griff im Genick und an den Vorderbeinen packen können, damit ihr Mann ihn behandeln oder wenigstens narkotisieren kann.

Klar, daß sie sich dadurch manchen Gefahren aussetzt, sie, die stets im Hintergrunde steht und die doch einen so wesentlichen Anteil am Gelingen in einer Praxis hat. Silke wurde erst neulich von einem Hamster der Finger total durchgebissen, und einmal hat ihr ein Schäferhund, der zuerst einen durchaus friedlichen Eindruck machte, so den Rock zerrissen, daß sie in der Unterwäsche dastand. Daß so eine Tierarztfrau dem Streß eines ‹Beinahe-Vierundzwanzigstunden-Tages› ausgesetzt ist, kommt noch dazu. Denn während dieser ganzen Zeit ist sie für das Abnehmen der Telefonanrufe zuständig. Und oft genug liegt dabei in ihrer Hand Leben und Tod. Denn wenn sie zum Beispiel nachfunkt, daß eine Kuh nicht aufstehen kann, dann weiß ich gar nichts. Das kann Festliegen sein, und dann pressiert es überhaupt nicht, und das kann andererseits Gebärparese sein oder Milchfieber, wie fälschlicherweise unsere Bauern dazu sagen, und dann heißt es sausen wie der Teufel, sonst ist sie hin. Deshalb muß die Silke und jede andere Tierarztfrau so raffinierte Fragen stellen wie Sherlock Holmes, wenn was gemeldet wird, sonst haut's nicht hin.

Außer diesen Detektivkünsten soll sie aber auch in Psychologie ein As sein, denn welcherlei Leute da mitunter abzufertigen sind, das haben Sie ja selbst schon gesehen.

Heute, vormittags um zehn, erscheinen gleich zwei solcher Helden an der Glastüre. Zuerst taucht eine Frau auf mit einer Tasche in der Hand und sagt:

«Ich möchte nur geschwind meinen Kater kastrieren lassen!»

Und schon hat sie sich zur Türe hereingedrückt und öffnet den Reißverschluß, und bevor meine sonst recht bestimmte Silke zum Zuge kommt, springt der Kater bereits durch den Gang und in die Küche hinein. Dort verschwindet er unter der Eckbank, und dann haben sie – die Wasserheimer Marie ist auch gerade zugegen – zehn Minuten zu tun, bis sie das Viehzeug wieder hervorhaben und wieder in der Tasche drin. Aber anstatt nun zu explodieren,

127

klärt meine gescheite Silke die Katzenfrau in aller Ruhe dahingehend auf, daß ein Tierarzt nicht zuhause im Lehnstuhl sitzen kann, um zu warten, bis es zufällig einem Kater mal einfällt, vorbeizukommen und sich kastrieren zu lassen.

«Zudem», sagt sie, «würde ich Ihnen jetzt gerne einen Termin geben, aber ihr Peter ist gar kein Kater. Was wir da mit Mühe unter meiner Küchenbank hervorgeholt haben, ist eine Kätzin!»

Und der zweite, der gleich danach kommt, ist ein junger Bursche, der zwei Packungen Brunstpulver für seine Ziegen will. Es soll aber solches sein, das auch dem Menschen nicht schadet, wenn er zufällig davon etwas erwischt. Auch dieses ominöse Ansuchen ist für meine Silke kein Problem.

«Das Brunstpulver für Ziegen ist uns leider gerade ausgegangen.»

Der junge Herr solle doch morgen um die Mittagszeit nochmals vorbeikommen, da wäre dann die neue Sendung da.

Damit ist sie schon aus dem Schneider, denn daß da was nicht stimmt, hat sie gleich gemerkt, und morgen um die Mittagszeit bin ja ich da und kann sehen, wo's bei dem Bürschlein langgeht.

Übrigens, wie der Neunzehnjährige dann das zweite Mal kommt und ich ihn ins Gebet nehme, stellt sich heraus, daß er gar keine Ziegen hat, sondern daß er nur bei seinem Onkel schon gesehen hat, wie der seinen Ziegen, wenn sie nicht bocken wollten, ein solches Pulver von mir gab, und daraufhin, so der Kaufwillige, seien die losgegangen wie Raketen. Da nun seine Freundin so zurückhaltend sei ... Ich verstünde ihn doch wohl, aufs Geld komme es ihm nicht an, er zahle gern das Doppelte!

Da die Tierärzte beinahe den ganzen Tag auf Achse sind, liegt auch das so wichtige und umfangreiche Gebiet der Kindererziehung fast ausschließlich in der Hand ihrer Frauen. Diese müssen außerdem, und das ist etwas vom Unangenehmsten, auch alle zeitlichen Unregelmäßigkeiten ausbaden, welche die vielen unerwarteten Tagesereignisse bescheren. Wenn man nur daran denkt, daß der Herr Gemahl bald jeden zweiten Tag nicht rechtzeitig zum Essen da ist. Und Aufgewärmtes mag er nicht, wie soll man's da recht machen? Anschließend an die Mittagsmahlzeit braucht der hohe Herr seine Ruhe; da legt er sich aufs Kanapee und liest die Zeitung und manchmal, hauptsächlich dann, wenn er nachts hat rausmüssen, schläft er dabei ein, und man darf nicht mehr ins Zimmer, daß man ihn nicht stört.

Was also so eine Tierarztfrau von ihrem Manne, ja von ihrem ganzen Dasein hat, das können Sie sich jetzt selbst ausrechnen. Sie opfert viele der schönen und schönsten Elemente eines Frauenlebens für den Beruf ihres Mannes. Jeder also, der ein solches Juwel besitzt, wird nicht im Traume daran denken, mit ihm auf den Wochenmarkt zu gehen, wie der Kübler vorher so frivol dahergeredet hat. Auch ich persönlich habe da nicht das geringste vor, denn abgesehen von allem anderen liebe ich meine Frau!

Trotzdem aber, das zehrende Trauma meiner Liebe besteht weiter, quält mich weiter. Für diesen Sektor meiner Beziehungen zu Silke muß ich leider wieder mal nach einer besseren Aushilfslösung suchen. Und zwar dringend!

Eines schönen Tages fahre ich, wie ich des öfteren tue, wenn ich gerade in Degersbach bin, bei Beate vorbei. Wie ich weiß, hat ihr Fritz heute auf dem Landratsamt zu tun, was ich ganz vorteilhaft finde.

Daher bin ich maßlos enttäuscht, wie ich feststellen muß, daß überraschend eine Freundin zu Besuch gekommen ist und daß die Damen gerade beim Kaffee sitzen.

Es wird mir natürlich auch eine Tasse vorgesetzt, ich werde vorgestellt und erfahre, daß die Freundin Marion Langsdorff heißt und in der Kreisstadt wohnt.

Und da passiert's mir. Wie Fieber ist es, was mich plötzlich befällt. Mir wird heiß und kalt, und ein Zittern durchläuft meinen Körper. Alle Lampen in meinem Kopfe schalten auf rot – nichts geht mehr! Meine Augen, und nicht nur meine Augen, signalisieren das ‹non plus ultra›, denn ich sitze einer reizenden fremden Frau gegenüber und spüre sofort ihre betäubende Ausstrahlung und sehe sofort die Hormone in ihrem Blick. Wie tausend kräftige Magnete ziehen sie alles in mir, auch mein letztes Fäserchen, zu sich hin, nehmen es in sich auf, behalten es.

Beate schaut schon recht aufmerksam zu mir her, anscheinend ist ihr meine Faszination nicht entgangen. Aber das gerade hätte ich wohl besser vermeiden sollen. Nur, in solchen Momenten ist man eben des Augenblickes Gefolgsmann, und nicht der Überlegung.

Schon am nächsten Tage besuche ich die Frau Langsdorff in ihrer Wohnung in der Stadt. Spontan kreuze ich bei ihr am Vormittag auf und wünsche einen ‹Guten Morgen›. Ich konnte einfach nicht anders.

Damit beginnt die letzte, die schönste und auch zugleich die schlimmste Zeit mit meinen ‹aushausigen› Freundinnen. Ganz weit werde ich diesmal fortgeschleudert in die dunkelsten Tiefen des Universums Liebe und in sein strahlendstes Licht.

Wie ich mit meinen Kollegen mal wieder im ‹Adler› sitze beim Tierärztetreff, kommt die Sprache auch aufs Hengste-Kastrieren, eine Sache, die alljährlich im Frühjahr, wenn die Junghengste ein Jahr alt sind, vorgenommen wird, damit man später dann die Kerls auch vor den Wagen spannen kann und sie nicht vor lauter Übermut und Temperament daheim die Ställe demolieren und ihre Besitzer ihres Lebens nicht mehr sicher sind.

Jeder von uns hat da seine spezielle Methode, wie er diese Operation durchführt, und jeder ist überzeugt, wie könnte es auch anders sein, daß die eigene die beste ist, die idealste. Die Kollegen beginnen alle mit einer Vollnarkose, lassen dann mit Wurfzeugen, das ist eine aus Seilen und Riemen bestehende Fesselung, die Pferde auf ein Strohlager werfen und arbeiten dann mit verschiedenen Techniken am betäubten und gefesselten Hengst.

130

Wie wir so mittendrin sind in der Diskussion, kommt mir eine Idee, wie ich die anderen, mit ihren meiner Ansicht nach zeitraubenden, veralteten Verfahren am besten ausstechen kann.

«Leute», mache ich mich stark, «ich schließe mit euch jede Wette, daß ich in einer einzigen Stunde fünf Hengste kastriere, ohne Wurfzeug, ohne Vollnarkose, ohne jede Fesselung, ohne jeden Strang und Strick sogar! Was gilt's?»

«Wenn Sie das schaffen, Herr Pfeffer, dann übernehme ich freiwillig für ein ganzes Jahr Ihren Sonntagsdienst, das verspreche ich Ihnen. Aber was Sie da vorhaben, ist gänzlich unmöglich. Die Junghengste werden Ihnen die Knochen kaputtschlagen, wenn Sie das im Stehen mit nur örtlicher Betäubung machen wollen. Bei unserer Veterinärkompanie in Rußland habe ich einmal zugeschaut, ich weiß Bescheid!» kommentiert als erster mein braver Wannenmayer.

«Die Wette gilt!» rufe ich lachend, «ein ganzes Jahr meinen Sonntagsdienst, Herr Wahl, Sie haben es gehört! Da wird sich aber meine Frau freuen!»

«Ja, und ich zahle für jeden Hengst zwei Flaschen Sekt, aber Sie werden das niemals schaffen! Denn schon wenn Sie da mit der Betäubungsspritze unter den Pferdebauch runterkriechen und anfangen wollen, ihm die lange, dicke Nadel zuerst rechts und dann links unter die hochempfindliche Haut des Hodensacks zu stechen, dann wird Ihnen Hören und Sehen vergehen. Wenn's also nicht klappt, dann zahlen Sie die zehn Flaschen und machen Sie den Sonntagsdienst! Einverstanden?»

Klar bin ich einverstanden. Und Anfang Mai ist es dann soweit, daß ich fünfe von den Jährlingen beieinander habe, und die Sache steigt beim Stricker hinter seinen Ställen im Hausgarten.

Während man drinnen im ‹Adler› schon die Flaschen kaltstellt und sich eine ganze Portion Schaulustiger angesammelt hat und die Hengste alle in gehörigem Abstand

131

voneinander, damit es zu keiner Keilerei kommt, von ihren Besitzern rundum unter den Bäumen gehalten werden und sie hin- und hertanzen, weil sie eine solche Großversammlung nicht gewöhnt sind, treffen auch noch die Kollegen ein, und so kann die Vorstellung beginnen.

Nun bin ich ja nicht so blöde und stürze mich Hals über Kopf nur um des Prestiges willen in eine lebensgefährliche Situation. Ich mache nämlich alle meine Hengste schon von Anfang an auf diese Art, und obwohl ein gewisser, nicht zu unterschätzender Nervenkitzel durch den Risikofaktor der Unberechenbarkeit jedes einzelnen Hengstes gegeben ist, kann ich mit dieser Methode bislang absolut zufrieden sein. Für mich ist zwar das Gefahrenmoment größer als bei den anderen Ausführungen, für die Tiere aber dafür um einiges geringer. Denn es gibt weder Zwischenfälle wie bei einer Vollnarkose noch Unfälle beim Abwerfen auf das Operationslager. Und was die Abheilung anlangt, so ist sie bis jetzt immer komplikationslos verlaufen.

Ein paarmal habe ich zwar einige Blessuren davongetragen, und zweimal haben Hinterhufe die Spritze getroffen, aber das waren Ausnahmen. Heute habe ich zur Sicherheit alles doppelt dabei, weil ich mich mit einem eventuellen Abkochen zwischendurch nicht aufhalten kann.

Ein bißchen ist mir natürlich schon mulmig, denn mein Beruf spielt sich ja sonst in stiller Abgeschiedenheit ab und hat mit dem Abziehen einer Show, wie da in Strickers Garten jetzt eine stattfinden soll, rein gar nichts zu tun.

Der Wahl hat die Uhr in der Hand und sagt «Los!» Zuerst spritze ich die örtliche Betäubung. Es geht einmalig. Wie ich den letzten habe, fange ich beim ersten gleich mit dem Messer an. Ich hoffe nur, daß auch die Samenstranganästhesie richtig sitzt, denn jetzt bin ich schon beim Absetzen der Hoden, und da könnte es echt unangenehm werden. Aber, bilderbuchmäßig! Ich bin selbst erstaunt. Jetzt noch schnell die antibiotische Versorgung, jedem noch seine Tetanusinjektion dazu, und dann können sie abziehen.

«Fünfundfünfzig Minuten», sagt der Wahl und schlägt mir auf die Schulter, «gratuliere!»

Mein Hemd ist zwar patschnaß geschwitzt vor Eifer und vor Angst, aber das macht überhaupt nichts. Kein Härchen ist mir gekrümmt worden, das hat jeder sehen können, und es liegen so viele Hoden herum in der Gegend, wie wahrscheinlich noch keiner auf einmal erblickt hat. Mit einigem Stolz lasse ich die anerkennenden Worte der Zuschauer über mich ergehen und nachdem ich zusammengeräumt und mich gewaschen habe, sage ich abschließend und zusammenfassend mit der Lässigkeit des Überlegenen:

«Das ist nicht nur die schnellste Methode, wie ja jetzt jedermann hat feststellen können, sondern sie ist auch die für das Tier schonendste und sicherste!»

Wie wir aber gerade reinwollen in den ‹Adler›, um dem Wahl seinen Sekt zu trinken, kommt ein Bub angesetzt und schnappelt ganz aufgeregt, daß sein Vater mit dem von mir kastrierten Hengst drüben an der Wiesenbachbrücke stehe und nicht mehr weiter könne, weil dem so komische Schlingen zwischen den Hinterbeinen herunterhängen. Diese Nachricht schlägt wie eine Sechszentnerbombe ein, und ich muß echt nach Luft schnappen. Schlimmer hätte es nicht kommen können. Wie schnell es einen doch vom hohen Roß herunterhaut! Wissen Sie, was da los ist? Da hängen die Därme raus bis auf die Straße! Durch den Leistenkanal herunter, durch die offene Kastrationswunde hindurch haben sie ihren Weg genommen. Ausgerechnet mir und ausgerechnet hier muß dieser lebensgefährliche Seltenheitsfall passieren! Den Schock haben wir alle gemeinsam, aber die Kollegen sind schnell damit fertig, viel schneller als ich.

«Na, dann wollen wir alle zusammen mal helfen und sehen, ob wir Ihren Darmvorfall wieder reinschaffen können, Herr Pfeffer!» bringt mich der Wannenmayer wieder zur Besinnung, «mit meiner Methode allerdings, mit den Kluppen, hätte sowas nicht geschehen können», fügt er recht anzüglich hinzu.

Noch handfester wird der Wahl.

«Ich kann keine fünf in der Stunde machen, bei mir wird langsamer gearbeitet, zeitraubender und umständlicher. Aber so einen Intestinalprolaps gibt es bei mir genausowenig wie eine Nachblutung, weil ich bedeckt abbinde. Und das mit der Vollnarkose und dem Abwerfen und Fesseln, das müssen wir ja nun ohnehin tun. Jetzt haben wir bestimmt gut und gerne nochmals eine, wenn nicht zwei Stunden Arbeit, und dadurch ist noch gar nicht sicher, ob ihr Dalli-dalli-System nicht noch hinterher einen Exitus melden muß.»

Aber trotz dieser harten Sachen, die sie mir an den Kopf werfen, helfen sie mir wacker, und so gelingt es, den Hengst zu narkotisieren, in Rückenlage zu bringen und dann den desinfizierten Darm durch die enge lange Röhre der Leiste wieder hineinzustopfen in den Bauch, wo er hingehört. Anschließend vernähen wir die Sache vorschriftsmäßig, was bei den unübersichtlichen und engen Verhältnissen auch nicht gerade ein Kinderspiel ist, und geben örtlich und allgemein nochmals eine Extraladung Sulfonamide und Antibiotika.

Sie können sich denken, daß, wie wir eineinhalb Stunden hernach endlich im ‹Adler› drinsitzen, von meinem ursprünglich vorhandenen Stolz und meinem Überlegenheitsgefühl nicht mehr viel übrig geblieben ist. Die Wette habe ich zwar gewonnen, aber die Gewinne kann ich nicht annehmen, da sträubt sich etwas in mir. Die Kollegen bestehen zwar darauf, aber letztlich einigen wir uns dahin, daß die beiden zusammen für den Sekt aufkommen, daß aber der Sonntagsdienst weiterläuft wie seither.

Sehen Sie, so geht's! Da will man andere belehren, und derweilst hat man selbst noch nicht ausgelernt. Aber schade ist's vor allem deshalb, weil Silke sich schon so sehr auf die freien Sonntage gefreut hat. Denn Sie müssen nicht glauben, daß ich jetzt nur noch meine neue Freundin im Sinn habe und nicht mehr an meine Frau denke. Zugleich wie ich den Zug, die unwiderstehliche Hinbewegung meines Herzens zu Marion bemerkte, klammerte ich mich verzweifelt an Silke. Wie wenn ich ein Gegengewicht schaffen wollte, einen Ausgleich für das, was nun einer anderen zufließt, verwöhne ich mein Frauchen jetzt mit Aufmerksamkeiten und bin rundum ein treusorgender Ehemann und Papi.

Und da bin ich nun endlich bei der richtigen Frau. Ich bin ja hingefahren, um einfach mal ‹Guten Morgen› zu sagen. Aber es war sagenhaft.

So wie Silkes ganzer Busen voll toter Lüste ist, so muß Marion ein Tierchromosom besitzen, das Zuständigkeiten hat für alle Herrlichkeiten einfachster Liebe. So wie Silke ein Neutrum ist trotz ihres aufregenden Ganges, so wie sie mein Empfindungsgefüge verbiegt, ununterbrochen verbiegt durch die erzwungene Abweichung vom naturgeplanten Verhalten, so entströmt Marions Wesen verwirrende Brunst, und schon kurz nach dem ‹Guten-Morgen-Sagen› weiß ich, daß der Tisch in ihrem Wohnzimmer unten nicht tapeziert ist und daß es sicher nicht so ist, wie die Träume immer behaupten, daß nämlich die unerlebten Liebschaften die schönsten sind. In Marions Armen wird mir zum ersten Mal bewußt, daß das schönste Antlitz, dessen eine Frau fähig ist, entsteht, wenn sie dem Klang eines Orgasmus entgegenlauscht, wenn der Sound der Erregung ihr Blut durchdringt.

Kein Wunder, daß ich mich in den kommenden Monaten allerbestens fühle und im Auto manchmal vor mich hinspreche, Sätze wie diesen:

«Fahret hin, alle ihr weisen Ratgeber! Wer führt denn schon ein Leben nur voller Schicklichkeiten!»

Aber obwohl ich nun das Leben und die Liebe genieße wie noch nie, starte ich dennoch im Juni zu einer großen Reise. Seit langem, sicher haben Sie das schon bemerkt, geht das Fernweh mit mir um. Wenn die ersten Frühjahrshimmel da sind und wenn die weißen Wolkenschiffe über sie dahinreisen, wenn man im ersten warmen Regen den

Staub der Straße riechen kann, dann werde ich unruhig, blicke viel zu oft für einen Landtierarzt in meinen Atlas und fasse dabei die unmöglichsten Ziele ins Auge.

So plante ich also auch seit diesem Frühling schon wieder. Diesmal sollte es eine Reise quer durch das größte Land der Erde werden, durch das gemeinsame Land von einhundert Völkern, durch Rußland.

«Warum willst du gerade dorthin?» warnte Silke, die im übrigen meinen Reiseplänen ausgesprochen positiv gegenübersteht, «das ist doch viel zu gefährlich! Dort kannst du eingesperrt werden, wenn du nur den Mund aufmachst. Und du hast ja gekämpft in Rußland, da ist es noch viel schlimmer, und deinen Fotoapparat werden sie dir auch wegnehmen, und außerdem stehst du dauernd unter Kontrolle!»

Ja, warum wollte ich gerade dorthin? Ich will versuchen, Ihnen das zu erklären.

Es ist so. Einmal gibt es auch in der UdSSR Namen, die mich schon seit der Schulzeit faszinieren, wie zum Beispiel Chabarowsk, die Stadt hinten in Sibirien, das geheimnisvolle Wladiwostok im fernen Osten, und nicht zuletzt die große Stadt an der Moskwa.

Zum anderen wollte ich auch dorthin, um mir eine eigene Meinung zu bilden über die so ungeheuer gehaßte Gesellschaftsform des Kommunismus. Und dabei schreckten mich die mir von Silke und auch von Bekannten verheißenen Bedrohungen in keiner Weise.

Ich fuhr also los, und ich fuhr alleine los. Denn Silke war so eine Wanderreise, so von einem Ort zum anderen, zuwider, das war nichts für sie. Ja, irgendwohin fahren und dann dort zwei Wochen am gleichen Platz bleiben, das würde ihr schon zusagen, aber so war's eher ein Bildungs-, ein Abenteurerurlaub.

Ich nahm auf diese große Reise sehr wenig Gepäck mit. Einen Sportsack nur mit Zahnbürste und Kamm, mit Rasierapparat und Taschenmesser und mit Kamera und Filmen natürlich und mit Badehose. So habe ich's immer gut befunden; alles, was einem gehört, in einem einzigen Beutel! So ist man jederzeit startbereit, kann sein ganzes Gepäck selbst auf die steilste Bergtour mitnehmen, und wenn es je mal fehlt an irgendwas, dann kauft man sich eben mal ein Paar Socken oder ein Hemd; das wird die Reisekasse schon noch verkraften.

Daß es vorteilhaft ist, allein zu reisen, hat sich auch hier wieder bewährt. Ein Einzelgänger hat überall sofort Kontakt, denn irgendwie macht er den Eindruck des Einsamen, des Bedürftigen, den man umsorgen muß. Und so ist es gerade er, der ständig Gesellschaft haben kann, so er es nur wünscht.

Und er wünscht es. Gleich schon im Zug von Ostberlin nach Moskau, in diesem grünen Luxusexpreß, in dem ich zweiunddreißig Stunden fahre und auch später auf den achteinhalb Stunden Flug über Sibirien und dann auf der Reise von Chabarowsk nach Nachodka bei Wladiwostok. Überall da und überhaupt an allen Orten fällt es leicht, mit Menschen der verschiedensten Berufe und jeden Alters ins Gespräch zu kommen.

Da ist die russische Frau eines Hauptmanns zum Beispiel, mit der zusammen ich das gleiche Schlafwagenabteil zugewiesen bekomme und die mich allein schon durch ihr Äußeres, das ganz und gar dem einer Frau aus dem Westen entspricht, überrascht. Sie schminkt sich, sie raucht, sie trägt ein Perlonnachthemd und einen Morgenrock.

Da gibt es eine Gruppe von Melkerinnen aus landwirtschaftlichen Betrieben, alle im Alter zwischen fünfzig und sechzig, ganz einfache Weiblein vom Lande, die mit diesem Luxuszug nach der Krim zu einem dreiwöchigen Urlaub fahren.

Da lerne ich junge Facharbeiter kennen, die von Moskau mit dem Schiff nach Leningrad wollen, da sitze ich abends im Hotel, wo zwei Kapellen zum Tanze spielen, und unterhalte mich mit einem jungen Paar, das die gleiche Art zu flirten und zu schmusen hat, wie es bei uns zuhause üblich ist.

In Chabarowsk werde ich von einer Dozentin für Physiologie nach Hause eingeladen und ihrer Mutter vorgestellt.

Viel, viel erfahre ich und lerne ich so. Denn etwas habe ich auf jeder Reise dabei: ein offenes Herz! Was ich daher als Resümee an Erich schreibe, weicht in vielem, wenn nicht in allem von den Klischees ab, die mir bis dahin die Massenmedien einreden wollten.

«Erich», kann ich beginnen, «ganz allein war ich in Rußland unterwegs, und keine einzige der vorausgesagten Schwierigkeiten ist mir begegnet. Ich bin in den Hotels gekommen und gegangen, wann immer es mir paßte, ich habe aus der TU 114 beim Schein der Mitternachtssonne über Sibirien soviel fotografieren können, wie ich wollte, und ich habe alle meine westlichen Ansichten jedem Sowjetbürger gegenüber vertreten können und die nach meiner Ansicht negativen Seiten des Kommunismus aussprechen können, ohne daß mir etwas anderes widerfahren wäre, als eine angenehme und sachliche Aussprache wie unter Freunden.

Mein Haupteindruck war, daß die Russen liebenswerte Menschen sind und daß sie zufriedene Menschen sind und daß sie aussehen wie wir. Allesamt könnte man, die ich gesehen, in eine württembergische Kleinstadt versetzen, und es würde niemand auffallen.

Und ihr Gesellschaftssystem? So ganz schlecht, wie es immer hingestellt wird, finde ich es nicht, und in manchem ist es vielleicht gerechter als das unsere.

Vom Landschaftlichen her hat mich am meisten überrascht, daß dort hinten, am Amur entlang, an der russisch-chinesischen Grenze, die Gegend manchmal ein ähnliches Aussehen hat wie bei uns. Ganz in den Bann geschlagen aber haben mich die ländlichen Szenen und die Dörfer. In einer Zeit tötender Granatsplitter, erfrierender Kälte und nagenden Hungers boten sie deutschen Soldaten einst Zu-

138

flucht und Geborgenheit. Und damit bin ich bei dem, was Du, Erich, in Deinem Briefe auch ansprichst», schreibe ich. «Du bedauerst, daß weder Buddha mit seinem Gruß ‹Alle Wesen mögen glücklich sein!› noch Jesus mit seinen Worten ‹... so halte ihm auch die linke Backe hin!› Gehör findet. Täte letzteres nun wirklich einer, den würde doch jedermann für den blödesten und dümmsten Trottel halten. Üblich ist dagegen, daß man sich selbstbewußt gibt und hart männlich ‹Auge um Auge, Zahn um Zahn›, wie es Jahwes Motto war zu Moses Zeiten und heute das der US-Regierung in Vietnam.

Du schreibst: ‹So stolz ich einmal war auf meine Kriegsauszeichnungen, so miserabel fühle ich mich jetzt, wenn ich daran denke. Denn was sind sie anderes als Hinweisschilder auf meine damalige Leichtgläubigkeit, meine mangelnden Eigengedanken, meine fehlenden menschlichen Qualitäten.› Zu diesen Gedanken, lieber Erich, beglückwünsche ich Dich von Herzen. Denn so weit in ehrlicher Überzeugung gelangen nur wenige.

Weißt Du auch, was ich mir für eine Ansicht gebildet habe über den Ursprung des unablässigen Kriegführens der Menschheit? Erst neulich bin ich draufgekommen: Die männlichen Hormone sind schuld! Sie sind die Urväter von Gewalt und Krieg! Denn Krieg ist ein Spiel, das in Männerhirnen entsteht, das Männer unter sich austragen und das, wäre jeder nur ordentlich kastriert, nie erfunden worden wäre.

Apropos Spiel, Gedankenspiel, auch Rätsel geheißen:

‹Er geht auf lange, große Reisen – na, sag schon, wie wird er geheißen?›

Du hast's mal wieder rausgebracht, alter Tüftler: der Koffer, natürlich. Oder hast Du Dir von Erika helfen lassen?»

Marion hat mich sehnlichst erwartet. Sie war halbkrank, wie ich weg war. Berny, ihr Mann, hat sie lieb getröstet, hat mit ihr die Tage gezählt.

Überhaupt, Berny, der ist wunderbar. Das ist ein Mann! Wie der seine Frau liebt, das ist fast übernatürlich. Sein ‹Ein und Alles› ist sie, sie soll es gut haben und sich wohl fühlen, für sie tut er alles. Und wenn sie jetzt unsterblich verliebt ist in mich, den Veith, dann freut er sich mit, und ich bin ihm von der ersten Minute an ein gern gesehener Gast und Freund. Ohne zu überlegen, teilt er seine Frau mit mir vom ersten Tag an. Und er ist beileibe kein Schwächling und kein Duckmäuser, im Gegenteil, er ist ein lebensfroher und starker Mann mit blitzenden Augen und harten Muskeln, aber – mit einem gütigen Herzen.

Einmal sogar, als ein Mißverständnis dazu führte, daß ich eine ganze Woche nicht zu Marion kam, fuhr Berny nach Schwipfingen und bat mich, doch seine Frau nicht leiden zu lassen, sie sei so sehr traurig. Nie habe ich später wieder einen Mann getroffen, der so innig und so tief seine Frau liebte.

Und sie, Marion selbst, sie ist vom Gefühl und von ihrem Einfühlungsvermögen und erst recht von ihrem Körper her für mich ein immer neuer Brunnen der Glückseligkeit. Ihre braunen langen Haare sind Schleier, die ich über ihrem weißen Nacken so gerne zurückschiebe, Schleier über ihrer weißen, zarten Haut. Und dann, wenn ich das tue, schwindet für uns die Umwelt dahin, und selig geben wir uns hin an die Schönheiten und Schauer des Augenblicks. Mit Marion ist ein Zusammensein immer auch ein mystisches Erlebnis, das einen für Bruchteile von Sekunden an die Grenzen des Menschseins befördern kann, dorthin, wo sonst nur meditierende Weise hingelangen.

Ich bin glücklich, überglücklich bei Marion, in Marion. Mit dem ‹Anwalt der bösen Sache› des Aristophanes spreche ich zu mir: «Spring und lach und halte nichts für Sünde!»

Silkes Kenntnis von meinem Paradiese konnte ich lange schlecht einschätzen. Sie ist ja meist mehr still und sagt wenig. Anfänglich ließ sie bei unseren gesellschaftlichen

140

Zusammenkünften ab und zu ein leicht mahnendes Wörtchen fallen, wie: «Zuwenig und zuviel verdirbt alles Spiel.» Mit der Zeit machte sie bestimmtere Anspielungen, doch hatte ich nie den Eindruck, daß sie einen ernsten Verdacht hege. Aber eines Tages kommen mir doch rechte Zweifel, ob sie nicht von Marions Vorhandensein erfahren haben könnte, vielleicht von Beate. Denn eine Reihe von Unannehmlichkeiten des Alltags greifen Platz in unserem Hause, die früher bei uns unbekannt waren. Da gibt es seit neuestem Nachlässigkeiten Silkes, die einfach vergißt, einen Anruf zu notieren, die vergißt, unsere Betten zu machen, die versäumt, meine Kleider in Ordnung zu halten. Es sieht aus, wie wenn sie recht angelegentlich mit sich selbst beschäftigt wäre. Dazuhin registriere ich einen unverkennbaren Hang zu Luxusgelüsten bei ihr. Bald alle acht Tage kauft sie sich ein neues Kleid, sitzt zweimal die Woche für Stunden beim Friseur, meldet sich zu Reitstunden an und zum Tennis. All das zusammen sieht mir ein bißchen aus wie eine Flucht in diese Dinge. Vielleicht täusche ich mich auch. Auf jeden Fall aber werde ich vermehrt mich bemühen, das Fehlende zu verzeihen und mit dem Bemühen eines ehrlichen Herzens die Türe zum harmonischen Zusammenleben offenzuhalten. Wir haben doch trotzdem so viele tragfähige Substanzen in unserer Ehe! Wie in jedem Herbst habe ich auch in diesem wieder öfter auf den Weiden zu schaffen. Bei uns hier im Schwipfinger Ländle ist es ja so, daß die halbwüchsigen Rinder den Sommer über auf die Weide kommen, so man die Möglichkeit dazu hat. Denn abgesehen davon, daß diese Jungtiere sich draußen in Licht und Sonne viel besser entwickeln, fressen sie dabei auch die steilen Hänge ab, die man mit den Maschinen nicht mähen kann. Außerdem hat man zuhause weniger Stallarbeit und muß lange nicht soviel Futter holen. Dieses Weiden hat also eine Menge Vorteile. Aber, da ja alles zwei Seiten hat, gibt es speziell in dieser Jahreszeit für den Tierarzt viel zu tun, was diese Teenager anbetrifft in ihren Sommercamps.

Da bin ich heute zufällig beim Hälsle in Schiefertal, welcher auch einer von denen ist, die bereits mehr Räusche gehabt haben als Geburtstage, und fahre mit ihm raus zum Hahnenberg, wo er an einem Steilhang zwölf Rinder laufen hat. Mir kommen sie alle recht passabel vor, bis auf eines; dieses aber ist «unter aller Sau», wie der Hälsle selber zugibt. Es kommt daher wie ein schwankendes Skelett, ein Papiergewicht mit stumpfem Blick, und wässriger Kot rinnt ihm am Schwanz runter. «Ausgelaufen, total ausgelaufen ist die! Nur noch Haut und Knochen! Die muß ja schon wochenlang Durchfall haben. Ja schauen Sie denn nicht nach Ihren Tieren? Wenn die noch durchkommt, dann haben Sie mehr Glück als Verstand gehabt!»

Angeblich hat er ihr schon eine Weile zugeschaut, wie er sagt, aber daß sie so schlimm dran ist, hätte er nicht gedacht.

«Rein in den Stall, aber heute noch, verstanden! Und dann komme ich vorbei, und wir wollen sehen, ob noch was zu machen ist. Jedenfalls das eine steht fest: nur mit einem Pülverlein einschütten, ist's nicht getan, in diesen kranken, abgemagerten Leib muß jede Menge Zeug rein, wenn da auch nur halbwegs noch eine Chance sein soll!»

Der Hälsle mit seiner roten Nase macht gerade kein heiteres Gesicht, wie man sich denken kann, aber er ist noch nicht fertig und zeigt auf zwei von den ganz Kleinen in seiner Herde. «Dort drüben, die zwei Schwarzbunten, Herr Doktor, schauen Sie, was die für Bäuche haben, denen traue ich nur halb! Ob die nicht schon tragen? Bitte untersuchen Sie die nur auch gleich!»

Nach zehn Minuten ist jeder Zweifel beseitigt: Rinderkinder noch, Tierchen, und in ihnen wachsen schon wieder Tierchen; beide tragen bald halbe Zeit, Kälber sollen Kälber gebären!

Und wie kommt sowas zustande? Oft lassen die Bauern noch ein paar Bullenkälber mit den Rindern auf die Weide. Und diese Winzlinge machen das Unmögliche wahr. Denn eigentlich benötigen sie ja eine Leiter, aber Liebe macht selbst das Rindvieh erfinderisch, und so ruhen diese kleinen Blitze nicht eher, bis sie das Rindchen in einen Graben bugsiert haben oder sonstwie an eine tiefer gelegene Stelle, und dann klappt es, klappt sogar bestens, man ist happy, und über die Zukunft macht man sich keine Gedanken.

Bald darauf geht es dem Winter zu. Ein Sturm in der letzten Nacht riß morsche Äste von den Bäumen, nahm auch den alten Rapp von Schiefertal hinweg aus dem Leben. Die Wiesen und Felder zwischen meinen Ortschaften blicken mich müde an. Schnell herwandernd über den Horizont ziehen dicke, graue Wolken nieder daher, und Schneeschauer überfallen das Ländle vor dem Albtrauf und hüllen es in weißes Linnen.

9 Migräne und ein Champion

Mein diesjähriges Winterseminar beschäftigt sich mit ganz außergewöhnlichen Dingen. Es fiel mir da nämlich ein Buch in die Hände von einem Manne, der sich viel und lange in Indien aufgehalten hatte und der über die erstaunlichsten Dinge berichtete, die ich bislang gelesen hatte. Von der unglaublichen Körperbeherrschung zum Beispiel, die es möglich macht, den Herzschlag für eine bestimmte Zeit willentlich anzuhalten oder die Atmung für Wochen vollständig einzustellen. Auch die Beherrschung des Geistes, sogar des Todes, soll in Indien einzelnen weisen Männern möglich sein, steht da.

Da ich nun nicht nur gerne die Grenzen des beruflich Möglichen, sondern auch die des menschlich überhaupt Erreichbaren abtaste, und da ich vermeine, bei dem Fall mit dem Bornapferd selbst schon einen Hauch von diesen geheimnisvollen und unverständlichen Dingen und Kräften verspürt zu haben, fesseln mich diese Darstellungen derart, daß ich sofort den Plan fasse, selbst im nächsten Urlaub nach Indien zu reisen und nachzuprüfen, was an solchen Berichten dran ist. Vorher allerdings besorge ich mir noch Literatur und lese über Yoga, über Parapsychologie und über die verschiedenen Psi-Phänomene.

Dazuhin mache ich aber auch selbst noch eine zweite, ähnlich gelagerte Erfahrung, und zwar im schönen Monat Mai, wo vor meinem Hause die Azaleenbüsche blühen, deren rosa und gelbe Blüten so betörend duften und die mich immer an Thailand erinnern, wo mir ein altes, krummes Frauchen eine Azaleenblütenkette flocht und sie mir um den Hals legte.

In dieser schönen Maienzeit werde ich eines Tages zu einem Pferde gerufen, das, wie der Besitzer mitteilte, den Teufel im Leibe habe. Er, der Bauer selbst, bekomme Angst vor seinem eigenen Gaul, weil der ihn bereits zweimal um ein Haar böse erwischt hätte.

Wie ich hinkomme, kann ich dem Tierbesitzer, dem Klöpfer von Wasserheim, nur recht geben. Denn dieser hellbraune, langbeinige Wallach da legt die Ohren schon zurück, wenn man noch drei Meter von ihm weg ist, und dann bolzt er in der Gegend rum mit seinen Hufen, daß es nur so scheppert und die Streu durch die Luft fliegt und niemand an ihn ran kann.

«Was hat denn der da vorne an seinem Knie?» frage ich den Klöpfer, denn ich sehe da eine Geschwulst am Vorderfuß.

«Ach, wissen Sie, da hat er sich im Winter mal draußen am Stacheldraht aufgerissen. Das hat gar nicht schlimm ausgesehen, und wir haben Sie deshalb auch nicht zugezogen, aber dann hat es halt doch wildes Fleisch gegeben, und jetzt ist dieser Burren dran», kommt die Antwort.

«So, und sonst nichts?» Argwöhnisch fasse ich den Klöpfer ins Auge: «Lassen Sie sich doch nicht die Würmer einzeln aus der Nase ziehen, reden Sie! Was noch?»

«Ja, ja, wir haben nur ein bißchen Säure genommen und Höllenstein, Sie können mir's glauben, nur das haben wir verwendet, um diesen Huppel wegzuätzen, sonst nichts.»

«Sonst nichts! Das reicht aber, mein Lieber! Kein Wunder, daß der Kerl jetzt spinnt. Leeren Sie sich doch selbst mal eine Zeitlang jeden Tag Säure über Ihren Fuß!»

Mit allerlei Risiken gelingt es, den langen Braunen zu narkotisieren, ihn abzulegen, das Granulom abzutragen und dann einen Druckverband anzulegen.

Der Patient jedoch verhält sich nach der Operation noch genauso aggressiv wie zuvor. Selbst das Füttern und das Einstreuen ist nicht mehr möglich.

Wieder ruft der Klöpfer an und sagt, daß er das Pferd

trotz der einwandfrei verlaufenen Operation weggeben müsse zum Schlachten, denn seine eigene Gesundheit sei ihm wichtiger, und außerdem sei dieser Bock, dieser verdammte, ja absolut wertlos, denn so einen könne er ja nie mehr einspannen.

Und sehen Sie, jetzt sind wir an dem Punkt, weswegen ich Ihnen das ganze erzähle. Da kommt mir nämlich der Gedanke, daß ich einmal den Versuch mit einer suggestiven Technik machen könnte. Kaputtzumachen ist da ja nichts mehr. Also, ich versuch's!

Ich schicke den Klöpfer raus aus dem Stall, stelle mich hin und spreche ruhig langsame Worte zu dem Tier. Dabei konzentriere ich mich auf des Pferdes Empfindung, versuche, sein geistiges Zentrum zu erreichen, Einfluß auf dieses zu gewinnen und es zur Übernahme einer anderen Verhaltensweise zu bringen.

Eine geschlagene halbe Stunde sind wir, das Pferd und ich, alleine. Jetzt steht der Gaul schon eine ganze Weile still, und sein peitschender Schweif hängt ruhig zu Boden. Da nehme ich einen Arm voll Futter auf, gehe hinein zu ihm in seinen Stand und lege ihm vor.

Genüßlich fängt er an zu fressen, wie wenn er das noch nie anders gemacht hätte, und er kaut und Friede ist um ihn. Der Klöpfer traut seinen Augen nicht, wie ich ihn hereinrufe.

Alles ist wie ehemals vor der Säure und dem Höllenstein. Die Wunde heilt, und Haut wächst darüber, und eines Tages geht der Braune wieder im Acker.

‹Hexenaustreiben› hat man früher zu so etwas gesagt.

Mit der Zunahme des Wohlstandes, der auch hier im Schwipfinger Ländle Einzug gehalten hat, ist die Ziegenhaltung sehr zurückgegangen. Aber ein paar gibt's schon noch und auch einen Bock dazu, der beim Reinlesbauern steht und drei Meter gegen den Wind stinkt, wie alle Ziegenböcke. Die geringe Tierzahl bedingt natürlich, daß ich mit diesen kleinen, lustigen und bescheidenen Wiederkäuern so gut wie nichts mehr zu tun habe, und deshalb quittiere ich mit Erstaunen und auch einem gewissen Ärger, wie nachts um eins mich einer namens Weihmüller wegen einer Ziegengeburt aus dem Bett holt. Aber es stellt sich schnell heraus, daß es wirklich ein akuter und dazuhin dringender Fall ist, und ich ziehe mich daher an und fahre raus an den Stadtrand. Die Weihmüllers sind eine kinderreiche Arbeiterfamilie, und ich gehe umgehend daran, reinzugreifen und nachzuschauen, was da los ist in dem Bauch der kleinen braunen Wöchnerin.

«Ach», sage ich, «nur ein einziges Kitz! Das ist auch selten.»

Und wie ich das sage und bis dahin noch gar nichts weiteres unternommen habe, als nur vorsichtig die Lage des ungeborenen Zickleins abzutasten, da läuft's mir schnell und eiskalt den Rücken runter, und einen Atemzug lang bleibt mir die Luft weg. Wissen Sie, meine Hand, die da drin ist in diesem Tier, das gerade Mutter werden möchte, spürt etwas Furchtbares, etwas unausweichlich Tödliches, spürt eine Niere! Es muß also die Wand der Gebärmutter geplatzt sein, sonst könnte ich keine Niere in der Hand haben. Und diese Spontanruptur muß eben erst erfolgt sein, und jeder wird denken, ich hätte grob manipuliert und durch zu forsches Vorgehen selbst dieses Loch hervorgerufen. Es ist schwer, in einer solchen Lage etwas zu sagen, und es ist schwer, die bedürftigen Leute von der Notwendigkeit einer sofortigen Schlachtung zu überzeugen. So tritt die Realität meines Berufes immer wieder herb und nervend auf mich zu, und es schlaucht mich richtig, auch wenn es sich nur um eine Ziege handelt und ich zudem gar nichts dafür kann.

Wie aber alles seine Richtung wechselt, je nachdem der Wind des Zufalles daherbläst, so auch hier. Denn am Ende dieser traurigen nächtlichen Geburtshilfe, am nächsten Tag, wie ich die Fleischbeschau bei der Ziege vornehme, muß ich sogar noch lachen.

Der Lammwirt nämlich, der sie in seinem Schlachthause hängen hat, erzählt mir, was neulich mit einer anderen Ziege vom Weihmüller passiert ist.

Diese war gerade brünstig und sollte zum Bock geführt werden, der beim Reinlesbauern steht. Da der Weihmüller aber an dem betreffenden Abend etwas anderes vorhatte, schickte er kurzerhand eines von seinen Kindern los mit der Ziege, nämlich das zwölfjährige Mariele. Unterwegs nun begegneten diese zwei dem Herrn Stadtpfarrer Weichel, und es entspann sich folgendes Gespräch.

«Wohin führst du denn deine Ziege, liebes Kind?» fragte der würdige Herr freundlich und blieb stehen.

«Die Rebekka muß zum Bock!» gab das Mariele fachgerecht Auskunft, und erklärend fügte es noch an: «Zum Decken!»

Entrüstet entgegnete da der Hochwürdige dem Kind:

«Das ist ja allerhand! Hätte das nicht dein Vater machen können?»

Als es diese gutgemeinten Worte vernahm, bekam das Mariele zornige Augen.

«Herr Pfarrer», rief es mit tiefer Verachtung aus, «du Sau!»

Vor Heiterkeit habe ich Mühe, die Stempel angemessen auf das Ziegenfleisch zu plazieren. Wie ich es eben geschafft habe, kommt auch noch der Brenner, der Graf Zeppelin, zur Türe herein, weil er anscheinend den Lammwirt sucht, um mit ihm wegen einer Hausschlachtung zu sprechen. Und wie dieser Spitzbube von Brenner mich so lachen sieht, glaubt er, daß es jetzt eine erstklassige Gelegenheit für ihn ist, etwas ganz Bestimmtes loszuwerden, und deshalb spricht er zu mir:

«So möchte ich auch lachen können, Herr Doktor! Und dazuhin so jung aussehen und so frisch, sapperment! Wie macht man denn das?»

Verschmitzt schaut er mal zu mir, mal zum Lammwirt hin und fährt dann fort:

«Im Volksmund heißt's ja, sowas bringe nur der ehelose Verkehr zuwege. Aber unser Herr Doktor, der ist ja gut verheiratet, der hat es nicht nötig, fremdzugehen!»

Dieses verflixte Aas, muß ich im stillen denken, und am liebsten würde ich diesen frechen Halunken mit einem Fußtritt wieder zur Türe hinausbefördern. Doch der Kurz, der Lammwirt, greift ein. Die Anspielungen übergehend, erzählt er dem Brenner Ludwig die Geschichte vom Weihmüllers Mariele auch noch mal und während er dies tut, packe ich meine Sachen zusammen und verschwinde.

Das Gerede hat mich recht nachdenklich gemacht. Es ist ja allemal nicht sehr zuträglich, wenn man bezüglich solch delikater Dinge im Gespräch ist. Wie sie nur immer so schnell dahinterkommen!

Aber auch daheim stimmt's nicht mehr so recht. Neulich gab's einen richtigen Krach sogar. Das ging so an, daß ich am Montagmorgen beim Metzger Nägele, wo ich immer beginne, die geschlachteten Schweine zu untersuchen, in meinen weißen Fleischbeschaumantel schlüpfe und dabei feststelle, daß vornerunter zwei Knöpfe fehlten. Nun sieht ja jeder ein, daß einer, der die Metzger laufend zu Ordnung und Sauberkeit anhalten soll wie ich, nicht gut mit halboffenem Arbeitsmantel durch die Gegend marschieren kann. Daher zögerte ich auch nicht beim Heimkommen, Silke einen entsprechenden Vorhalt zu machen. Und wie es dann so ist, gab ein Wort das andere, und dadurch wurden mit steigender Heftigkeit all die Dinge in die Debatte geworfen, die, lange zurückgehalten, jetzt explosionsartig dem anderen an den Kopf flogen. Silke hielt mir mein Verhältnis vor, ich ihr ihre Schlampereien. Natürlich ließ sie an der ‹Langsdorff› keinen guten Faden, was mich verständlicherweise noch mehr in Rage brachte, und ich dachte hinterher, daß eine Frau eine andere Frau kaum je gerecht beurteilt, und schon gar nicht, wenn sie mit ihr rivalisiert.

Ich schreibe deshalb folgenden Satz in mein Tagebuch: «Die Gedanken sind die U-Boote und die Zungen die

Torpedos, mit denen Frauen bei Männern Frauen in den Grund bohren.»

Am Abend des gleichen Tages bemerke ich, daß unsere Auseinandersetzung nicht allein verbaler Natur war: Silke hat unsere Betten auseinandergerückt! Jeder schläft jetzt an der Wand, und zwischen uns ist zwei Meter Abstand, und so weit reicht ein Arm ja nie!

Diese Explosion hat die Zerbrechlichkeit unserer ehelichen Beziehungen aufgezeigt. Ich, der Veith Pfeffer, bin im Fegefeuer der Leiden und der Leidenschaften angekommen.

Aber das Leben geht weiter. So tröstlich wirken in dieser Lage seine sonst oft drückenden vielen Anforderungen. Die Gedanken werden wieder in eine andere Richtung gebracht, man muß sich mit den Problemen anderer befassen.

Da ist zum Beispiel die ‹Knöchlesgeburt›, wie ich sie heiße, beim jungen Rapp in Schiefertal, wo das ganze Kalb nur rein aus einzelnen Knochen besteht, die ich der Reihe nach durch den engen Gebärmutterhals herausmanipulieren muß. Dies Kälbchen ist schon vor Monaten gestorben da drinnen, seine ganzen Weichteile wurden anschließend keimfrei aufgelöst und resorbiert. Nun denken Sie mal, wie man überrascht ist, wenn man da ein Kalb raustun will und es kommt ein einsamer Rückenwirbel entgegen, und denken Sie mal nach, wieviele Einzelknöchelchen da in Frage kommen und wie lange man da also wursteln muß, bis alles in der Stallgasse liegt.

Und dann bin ich auch mal wieder bei meinem Oberzüchter, dem Landwirt Drechsel, der über seiner Stalltüre die Schilder von unzähligen Preisen bei Staatsprämierungen hängen hat und dessen Problem im Augenblick die mangelhafte Fruchtbarkeit seiner Kühe ist, die entweder gar nicht zur Brunst kommen oder unregelmäßig oder überhaupt nichts anderes tun, als nur noch Sex zu praktizieren, tagtäglich. Ihm muß ich klarmachen, daß seine Kühe Eierstockszysten haben und daß er damit aufhören soll, laufend so furchtbar viel Mehl und Treber in den Futtertrog reinzu-

150

werfen. Ich rechne ihm aus, daß er besser fährt, wenn er sich damit zufrieden gibt, daß seine Kühe zwanzig Liter Milch geben am Tag und Gras fressen und Heu, was ihn so gut wie nichts kostet, statt die Tiere mit allen möglichen teuren Futterzusätzen auf dreißig Liter hinaufzuhetzen und dabei die Gesundheit der Tiere zu ruinieren, wie man's jetzt an den vielen Zystenerkrankungen sieht.

«Wenn die Kühe ‹Mohrenköpfle› zu fressen bekommen», kommentiere ich, «dann braucht man sich über ihr Malheur nicht wundern! Also schauen Sie zu, Herr Drechsel, daß Sie die Ursachen der vielen Zysten beseitigen, sonst laufen wir der Geschichte immer nur hinterdrein!»

Der Drechsel ist ein sehr verständiger Mann, wie übrigens die meisten Landwirte im Schwipfinger Ländle; meine Argumente leuchten ihm ein, und soweit es sich machen läßt, richtet er sich danach.

Aber ich habe neuerdings Leute in meiner Klientel, sage ich Ihnen, mit denen umzugehen wirklich kein Honiglecken ist. Ich meine die Hobbypferdehalter. Diese Art von Menschen entstand erst in den letzten Jahren, als die Wohlhabenheit weiter Bevölkerungskreise es mit sich brachte, daß viele Privatleute sich ein Reitpferd anschafften.

Naturgemäß verstehen solche Laien sehr wenig von der Materie, was sie aber nicht hindert, ihrem Tierarzt durch besserwisserisches Daherreden und argwöhnisches Verhalten auf die Nerven zu fallen. Da kann's einem zum Beispiel passieren, daß da einer von dieser Sorte um drei Uhr in der Frühe anruft und in mein halbschlafendes Ohr hineinproletet, ich müßte sofort nach seinem Pferd sehen, weil es gestern abend nicht gestallt habe und er sich Sorgen mache. Dabei wird er so penetrant und so massiv, daß ich am liebsten den Götz von Berlichingen zitieren würde, wie es der Kollege Wahl in solchen Fällen tut. Aber ich kann mich gerade noch beherrschen. Schließlich gebe ich sogar seiner Panik noch nach, denn der Mann ist völlig aus dem Häuschen.

Ich ziehe mich an, ich fahre hin und ich treffe, wie erwartet, ein vollkommen gesundes Pferd an und habe im Endeffekt wegen so einem Spinner die Hälfte meiner Nachtruhe eingebüßt, denn hinterher kann ich meist nicht mehr einschlafen und sitze in der Küche herum und esse und warte, bis es Tag wird.

Der Alltag des Berufslebens mit seinen mannigfachen Anforderungen hilft so in segensreicher Weise, die nächsten Wochen zu überbrücken, aber in jeder freien Minute sitze ich im Nonstop-Wechselbad zwischen den heißen Stunden bei Marion und den kalten Duschen zuhause.

Die ganze Geschichte wird immer prekärer, selbst die Kollegen haben neulich im ‹Adler› Andeutungen gemacht. Da wir uns inzwischen alle mit dem Vornamen anreden und uns gerade über die verschiedenen Freizeitbeschäftigungen unterhalten, sagt der Axel, der Wannemayer, augenzwinkernd:

«Von uns allen weiß bestimmt der Veith am besten, was man seinem Körper bieten muß, damit die Seele auch Lust hat, darin zu wohnen!»

Und der Eddy Wahl, der ja immer eine Nuance breiter und direkter ist, fügt an:

«Das steht ganz außer Zweifel! Ich habe neulich gelesen, daß man jetzt dazu übergeht, die Eifersucht als Angst vor friedlichem Wettbewerb zu deklarieren, und das eröffnet doch jede Menge Perspektiven! Wir können stolz darauf sein, daß einer der unsrigen bereits als Pionier in diesem Neuland Fuß gefaßt hat!»

Deutlicher kann er ja nimmer werden. Aber wer so frotzelt, weiß meist wenig von den wahren Dingen, die täglich immer bedrückender werden.

In meinem Hause am Freßberg wechseln Krisen mit Tiefs und Spannungen mit Depressionen. Es ist so, wie man's immer im Wetterbericht hört: «Heute kühl mit Schauern, morgen Bewölkung und einzelne Niederschläge.»

Langsam wird mir bewußt, daß man keinen Vertrag über Glück abschließen kann. Liebe ist scheint's doch nicht ein Ineinanderwohnen ohne Besitzansprüche. Und Treue, so kommt's mir vor, wenn ich die jetzt üben wollte, da müßte ich mich selbst zum sexuellen Kettenhund auf Lebenszeit vergattern.

Und Silke wird mit der Zeit immer einsilbiger, immer zurückhaltender, und eines Morgens bleibt sie im Bett und klagt über starke Kopfschmerzen und Übelkeit.

Franz, unser Hausarzt, meint, daß man das als Migräne bezeichnet und daß Silke jetzt feste einnehmen muß, weil solche Anfälle sich häufig zu wiederholen pflegen. Leider merke ich schnell, wie recht er hat, denn von jetzt ab geht keine Woche mehr rum, ohne daß Silke nicht ein- oder zweimal von dieser Krankheit geplagt wird.

Sie tut mir furchtbar leid. Daher konsultiere ich meinen Freund Franz auch noch mal ganz privat in der Sache, und ich frage ihn, was wir sonst noch tun könnten, damit es besser wird. Er sagte mir ganz eindeutig:

«Achtzig Prozent aller der Vorgänge, die man Krankheiten nennt, Veith, beruhen auf Umwelteinflüssen, physischen und psychischen, und wenn du der Sache auf den Grund kommen willst, dann mußt du forschen und suchen in euerem, in ihrem privaten Bereich!»

Leute, Leute! Das kommt mir so bekannt vor! Das erzähle ich doch selbst, das habe ich doch erst neulich dem Bauern Drechsel erzählt mit seinen Zystenkühen: Ursache beseitigen heißt heilen! Diesen ersten Grundsatz der Medizin gilt es auch hier anzuwenden, natürlich!

Darum also, wie am Nachmittag etwas Luft ist im Praxisbetrieb und ich unterwegs bin von Degersbach nach Enderlingen, stelle ich den Wagen ab und laufe einen Bergwald hoch und setze mich auf einer Lichtung nieder und überlege. In der warmen Mittagsluft dieses Augusttages zieht der Duft des Tannenharzes und der Geruch wilder Himbeeren in meine Nase, gefiederte Farne stehen um mich, die gelben

Blüten des Johanniskrautes leuchten, und da und dort blühen dazwischen die hohen Kerzen der lilafarbenen Digitalis.

Wie war das doch gewesen mit unserem Dilemma? Ich hatte ein Instrument bekommen, und ich liebte es sehr, und ich versuchte, darauf zu spielen. Jahrelang versuchte ich es. Aber es war vergebens. Es ließ sich keine Töne entlocken, keine Melodie konnte entstehen, kein süßes Lied der Liebe. Stumm blieb, was ich liebte, was ich immer noch liebe.

Wie ein fehlendes Vergnügen am Genuß von Speisen ist es bei Silke, und dadurch wurde ihr Leib eine einzige Vorenthaltung für mich.

Aber sie, meine Frau, sie wird vielleicht das alles anders sehen! Das ist sogar sicher, denn bekanntlich glaubt jeder, daß er es ist, der recht hat.

Es wird also so sein, daß Silke unter meiner liberalen Auslegung ehelicher Beziehungen leidet, daß ihre Nachlässigkeiten eine Folge davon sind, ihre Luxusgelüste eine Flucht bedeuten und daß meine feste Freundin bei ihr seelisches Siechtum hervorgerufen und letzten Endes die Migräne ausgelöst hat.

Ich glaube, diese Überlegung kommt der Wirklichkeit recht nahe.

Was aber ist bei einer solchen Sachlage zu tun?

Ursachen beseitigen, natürlich, aber wie?

Denn Marion, meinen Himmel, will und kann ich nicht aufgeben! Ich will nicht noch einmal nur ein halbes Leben leben!

Vielleicht hilft es etwas, wenn wir einige Zeit voneinander getrennt sind, das ist ja immer gut, da kommt man oft am ehesten zur Besinnung. In fünf Wochen schon gehe ich ja nach Indien auf die Suche nach den Yogis und ihren Geheimnissen. Das ist eine Hoffnung!

Auf alle Fälle aber will ich bis dahin viel für Silke tun, mehr als je, und ich will nett und lieb und freundlich zu ihr sein und will alle ihre Fehler übersehen. Denn eines weiß ich sicher, nämlich daß mich ein tiefes Gefühl der Zusammengehörigkeit mit meiner Frau verbindet und daß ich es deshalb niemals aufgeben werde, zu versuchen, meinem geliebten Instrumente Töne zu entlocken.

Im Oktober fliege ich mit der Lufthansa nach Kalkutta und lasse alle Probleme hinter mir.

Schon auf der Fahrt vom Flughafen Dum Dum zur Stadt habe ich den Eindruck, daß ich in die Zeit Christi zurückversetzt bin, soviel Vorzeitliches, soviel einfachste Lebensweise und soviel Fremdartiges erblicken meine Augen. Und dann dringt es auf mich ein, Tag für Tag anschwellend, Armut, Elend, Armut, Elend, Armut Armut Armut Armut! Dieses Wortes Bedeutung glaubte ich zu kennen, hier in Kalkutta erfahre ich sie zutiefst. Um sie, und nur um sie kreisen verzweifelt meine Gedanken. Die Tage und Nächte werden zu Qualen, eine Welle des Mitleidens schlägt über mir zusammen. Überall in der Stadt und von früh bis spät gehen kleine, abgemagerte Kinder neben mir her und halten ihre kleinen Händchen bittend vor mich hin, bittend und bettelnd drei oder vier oder fünf, den ganzen Tag. Sie sind so hungrig, daß sie sich auf jede Bananenschale stürzen, die ich wegwerfe.

Und nun das Allerschlimmste: Diesen Ärmsten auch nur ein paar Pfennige zu schenken, ist unmöglich, wäre für mich zum Beispiel das sofortige Ende meiner Reise. Denn sobald auch nur eine geringe Gabe geschenkt wird, werden aus den fünf Kinderchen fünfzig, und meine ganze Reisekasse könnte ich so in ein paar Stunden loswerden, ohne auch nur einen Bruchteil der Bedürftigen berücksichtigt zu haben. Polizisten mit langen Stöcken in der Hand treiben die Bettelnden weg, an der nächsten Straßenecke schon sind neue da. Frauen mit Babies auf den Armen halten mich am Hemde, zeigen ihre Kinderskelettchen vor, Hunderte von Männern liegen am Boden, drücken den Kopf in den Staub, schauen zu einem auf und flehen mit den Augen oder mit weicher, leiser Stimme um eine Gabe. Dürrgliedrige Familien schlafen an den Hauswänden, auf Treppen, auf Straßen.

Das ist ihr Zuhause, das ist ihr Nachtquartier. Unter sich haben sie eine Zeitung gebreitet. Stein und Papier, das ist ihr Bett!

Ganz allein gehe ich tagelang durch die Welt dieser Ärmsten der Armen. Ich sehe auch ihre schönen, bunten und geheimnisvollen Tempel, ihre gesalbten Götter und ihre fetten Priester. Und ich leide mit und leide dazu unter diesem feuchtheißen Klima und den schlaflosen Nächten. Nach kurzer Zeit bin ich restlos erledigt und habe noch keine einzige Stunde darauf verwendet, mich nach den Yogis umzusehen und den anderen Weisen dieses Volkes, deretwegen ich ja hergekommen bin.

Das Vordergründige war zu erschütternd, zu aufschürfend gewesen.

So floh ich, flog über Bengalen hinweg hinauf nach Bagdogra, an den Rand des Himalaya, und reiste von dort weiter hoch in die Berge nach Darjeeling.

Hier war es angenehm. Es gab keine Bettler, und die Luft war kühl und klar. An den grünen Hängen mit den Teeplantagen, im Angesicht der Achttausender, erholte ich mich wieder. Jetzt begann ich auch Nachforschungen anzustellen. Aber schnell stellte sich heraus, daß man an solche Leute, wie ich sie suchte, nicht so leicht herankommt. Und schon gar nicht in so kurzer Zeit. Viele gebildete Einheimische, mit denen ich mich unterhielt, schüttelten den Kopf, als ich sie frug.

«Wir haben keine Zeit, uns um Yogis zu kümmern. In Indien gibt es Wichtigeres zu tun. Machen Sie nur Ihre Augen auf, dann merken Sie das selbst!»

Und ob ich das gemerkt hatte!

So also brachte mein touristischer Alleingang nicht das gewünschte Resultat in Sachen Beherrschung von Körper und Geist, wohl aber fügte er mir eine tiefe, brennende Wunde zu, die Wunde, die man empfängt, wenn man totaler menschlicher Armut ins Auge blickt.

Zuhause geschah mir ein hoffnungsvoller Empfang durch

Silke. Man merkt ihr an, daß sie die Möglichkeit einer positiven Veränderung unserer Beziehungen herbeiwünscht. Auch ich tue das, aber andererseits finde ich es unverändert schön bei meiner Marion und bei Berny.

Komischerweise aber reagiert nun Silke nicht mehr depressiv, sondern sie wirkt auf einmal selbstbewußt, und sie lacht auch zwischendurch mal wieder, und eines Tages, wie ich heimkomme von der Praxis, sitzt da ein fremder Mann in meiner Wohnung im eleganten Tennisdreß und schaut zu, wie Silke ihm einen Drink bereitet.

«Veith, das ist Herr Baluff, mein Tennispartner!»

Leicht geschockt begrüße ich den schwarzhaarigen, breitschultrigen Athleten mit einem demonstrativen sauersüßen Lächeln. Was soll denn das? Der ist doch mindestens zehn Jahre jünger als ich, wie kommt sie denn zu dem? Und auch noch zu so einem Angeber? Der hat ja Dauerwellen drin, und ein goldenes Medaillon baumelt ihm am Hals herum. Dem werde ich aber sein Süppchen versalzen, da kann er sich drauf verlassen! Gleich werde ich ihm ein paar rethorische Kinnhaken verpassen!

«Und Veith, damit ich's nicht vergesse», fährt da statt meiner die Silke fort, «du sollst gleich noch einmal auf den Grasberg kommen, der Seyfang hat da eben angerufen, seine Suggel hat einen Uterusprolaps!»

Verflixt und zugenäht, ausgerechnet jetzt! Bei uns waren noch nie Männer in der Wohnung, solange ich weg war. Ein sonderbares Gefühl beschleicht mich. Sollte sie im Ernst?

In den folgenden Wochen mehren sich die Tennisstunden, und nicht nur sie, sondern auch Silkes Lebhaftigkeit und die Besuche des strahlenden Herrn Champion Baluff, dem gegenüber ich wie ein Platzwart kurz vor der Pensionierung erscheine.

Der Kerl soll sich zum Teufel scheren, der wirkt auf mich wie ein rotes Tuch! Am hellen Tage auf den Tennisplätzen rumstolzieren, mit einem Porsche angeben und mir die Frau ausspannen, sowas habe ich gerne! Und dann noch sich in meinen Sesseln in meinem Wohnzimmer räkeln und lümmeln und meinen Whisky saufen, solange ich in den Ställen schuften muß, das macht mir schon Spaß! Und dazu tut der überaus freundlich und läßt nach jedem Wort seine durodontweißen Zähne aufblitzen, dem könnte ich glatt eine langen.

Aber entschuldigen Sie! Ich habe mich da, wie mir scheint, etwas vertan! Selbstverständlich steht Silke auch ein Freund zu, wenn ich selbst eine Freundin habe, soweit kann ich schon noch denken! Aber der neue Zustand, ich muß es ganz ehrlich sagen, macht mir zu schaffen. Allmählich kann ich das Lachen von diesem Baluff und das Geturtel, das die zwei miteinander haben, nicht mehr mitanhören. Außerdem ist Silke, ich habe das genau mitgekriegt, vorige Woche erst um zwei Uhr morgens nachhause gekommen, vom ‹Clubfest›, wie sie sagte.

10   Gekreuzigt und wieder Auferstanden

Nun weiß ich zwar ganz genau, daß der Ovid schon schrieb: «Rückständig ist ein Gemahl, der um einen Hausfreund sich aufregt», und außerdem wird mir die rechte Art zu lieben von Berny vorgelebt, meinem Freund, dem Mann meiner Freundin, den ich bewundere. Aber alles hilft nicht, denn ich leide. In mein Tagebuch schreibe ich die Worte:
«Durch den hellen Raum meines Lebens dunkelt der Verlust deiner Liebe.»
Dagegen wird Silke, sie, meines Kummers Grund, von Tag zu Tag fröhlicher. Von Migräne ist nicht mehr die Rede, und ich sehe sehr wohl, daß ich es mit einem fortgeschrittenen Liebespaar zu tun habe, das vor meiner Nase, in meinem Hause, sich trifft und miteinander schäkert, wie wenn ich überhaupt nicht vorhanden wäre. Selbst bei Marion finde ich keine Ruhe, keine Entspannung. An einem Samstagabend, wie ich allein daheimsitze und Silke mit ihrem Freunde weggefahren ist, bringe ich zu Papier, wie's in mir aussieht.
«Mitten im Leben» überschreibe ich dies Gedicht.

> *Öd sind alle Stätten.*
> *Einsam bin ich,*
> *verfallen der Leere ringsum.*
> *Mein Herz ist Gras,*
> *das den Fluß hinabtreibt,*
> *und meine Seele ist Sand,*
> *Sand in endloser Wüste.*
> *Alles Laub der Wälder*
> *kann meinen Kummer nicht decken.*

So drückte der Wind des Schicksals
meinen Drachen nieder;
am Boden liegt er,
zerschmettert.

Man sieht, mich hat's ganz schön erwischt. Aber damit nicht genug, denn in der Praxis, was glauben Sie, was sich da ereignet hat! Da geht's mir auch an den Kragen! Da hat sich ein Neuer niedergelassen! Und gleich einer von der Sorte, die von der ersten Stunde an den wilden Mann spielt. Und wissen Sie auch, wo sich der niedergelassen hat? In Schwipfingen direkt, in meinem Schwipfinger Städtchen! Soviele Ortschaften gibt es hier, wo noch kein Kollege sitzt, aber nein, hier muß er her, hier! Aber der Knalleffekt kommt erst noch, denn wissen Sie, wo der wohnt, wo dem sein Praxisschild hängt? Vis-à-vis! Geraderüber von meinem, über der Straße! Der sieht mir in die Fenster und ich ihm! Das ist doch die Spitze der Unverfrorenheit! Und genauso benimmt er sich auch. Vorstellen: Fehlanzeige, Grüßen: Fehlanzeige. Dafür aber tägliches Reklamesitzen in allen Gasthäusern, Riesenannoncen in den Zeitungen, wie wenn er einen Großmarkt besäße, und arbeiten zu Minipreisen rund um die Uhr. Vor ihm haben's zwar auch schon einige probiert, seit der Kollege Habicht das Feld hat räumen müssen, aber keiner ist länger als ein halbes Jahr geblieben. Allzu eng sitzen wir hier aufeinander, und zu gut eingefahren sind die hiesigen Praxen, als daß man da die Leute leichterdings überzeugen könnte, ein Anfänger könne besseres leisten.

Aber der jetzt, der scheut vor nichts zurück, wie ein verrückter Stier wühlt der den Boden um. Doch im Augenblick ist mir alles so wurst, daß ich am liebsten den ganzen Krempel hinschmeißen und abhauen möchte. Was ist denn alles, wenn man so eine Familie hat wie ich zur Zeit! Wenn die Kinder nicht wären, ich glaube, ich würde es tun, ab, fort, irgendwo ein anderes Leben beginnen, das ist doch Mist so, ganz großer Mist!

Während so ein Feuer brennt in meinem Hause und die Flammen bereits bis zum Dache hinaufschlagen und ein anderes in meiner Praxis draußen schwelt und um sich frißt und ich nicht weiß, ob ich noch löschen kann und soll, ergibt es sich eines Abends, daß ich mit meinem Weibe allein zuhause bin. Da hole ich eine gute Flasche Wein aus dem Keller und bitte Silke, daß sie zu mir hersitzt auf unser Sofa, damit wir mal in aller Ruhe und friedlich miteinander reden können.

Ich glaube, daß es am besten ist, wenn ich Silke nochmals mein ganzes Dilemma von vorneherein erkläre und damit die Wurzeln unseres Auseinanderlebens freilege. Aber dies erweist sich als schwerer Mißgriff. Denn von meiner Sicht aus liegt die Ursache bei ihr, und sie wiederum behauptet genau das Gegenteil, nämlich daß ich schuldig bin. Zudem erfahre ich, daß Silke mit dem Kerl auch noch acht Tage in Urlaub fahren will, und da ist bei mir der Ofen aus. Und die Folge: Wir kriegen uns böse in die Haare, und es ist schlimmer als zuvor.

Eines allerdings ist mir klar geworden bei unserer Auseinandersetzung; es geht nicht an, wie ich mir das vorgestellt hatte, den Baluff davonzujagen und die Marion zu behalten. Da ist absolut nichts drin, und diese Feststellung plagt mich unsäglich.

«Man kann viele Tode sterben, eh der letzte sagt: Nun geh!» So schreibe ich es in mein Tagebuch, und Sie können daraus ersehen, daß ich, der ich mich ja eigentlich zu den robusten Typen zähle, ganz schön angeschlagen bin.

Unter einem solch grauen Himmel der Gedanken findet man unmöglich mehr zu Stunden des unbeschwerten und fröhlichen Tummelns im Bette der Liebe. Marion aber, mein Goldengel, sie kann mich verstehen, sie begreift meinen Kummer, sie ist eine wunderbare Frau. Trotz meines Versagens ist sie lieb zu mir und zärtlich, zärtlicher und liebevoller noch als je zuvor.

«Mein Armer», spricht sie tröstend, «du bist seelisch ganz

durcheinander. Rede doch mal mit Berny. Ich glaube, daß er dir am ehesten helfen kann, denn er hat dies alles selbst schon durchgemacht.»

Ich beschließe, Marions Rat zu folgen und ich denke, daß dies meine letzte Chance ist. «Zwei Möglichkeiten gibt es, Veith», spricht Berny und blickt mir dabei ernst in die Augen, «würdig auseinandergehen oder lernen!»

Und nach einer kleinen Pause fährt er fort:

«Wenn du dich aber, wie du sagst, weder von Marion trennen willst noch von Silke, dann bleibt eben nur eines: du mußt lernen, du mußt Liebe lernen!»

«Aber Berny», wende ich ein, «Liebe ist doch spontan, ist doch Emotion. Was kann denn sie dann mit Lernen zu tun haben und mit Verstand?»

«Viel, mein Lieber! Liebe, das Wertvollste, was es gibt auf der Welt, ist eine Kunst. Und so sehr die Kunst von der Emotion lebt, so einwandfrei steht es doch auch fest, daß jeder Künstler zuerst einer fachlichen Ausbildung bedarf, daß er vieles, sehr vieles lernen muß, bis es ihm gelingt, ein Kunstwerk zu schaffen. Und eine gute, erst recht eine sehr gute Ehe, ist ein Kunstwerk!

Ich will dir nun ein kleines Beispiel nennen, wo dir Wissen in bezug auf Liebe genützt hätte. Ich meine das ‹Wurzeln-Freilegen›. Das war ganz falsch gewesen. Hier weiß der Erfahrene, daß man statt dessen Brücken bauen muß zueinander, wenn man Erfolg haben will.

So beruht sehr vieles Positive in der Kunst des Liebens auf der Absolvierung eines Bildungsweges. Lektion um Lektion muß man studieren und lernen. Aus den niederen Gefilden der Eifersucht führt der Weg hinauf zu den Höhen, wo die wahre Liebe wohnt. Oberstes Ziel muß immer sein, den Partner glücklich zu machen. Und man muß ihn glücklich werden lassen auf seine Art, man darf ihm nicht die eigene Vorstellung vom Glück aufzwingen. Das ist sehr wichtig! Denn Liebe soll ja ein Geschenk sein und keine Forderung!»

«Ja, aber die Silke liebt mich doch gar nicht mehr», werfe ich verzweifelt ein, «was soll denn da mein ganzes Lernen nützen?»

«Liebt dich nicht mehr? O Veith, in welche Irre hat dich dein selbstsüchtiges Denken geführt! Weißt du nicht, daß die Liebe eine allumfassende und allesergreifende Äußerung des Menschseins ist und daß sie sich daher auch kaum jemals nur in einer einzigen Person erschöpfen wird, es sei denn erzwungenermaßen. Überlege auch mal: Hast du denn deine Frau gepachtet, wie man eine Wiese pachtet? Und hältst vielleicht du selbst sexuelles Sklaventum für Ethik?»

«Mensch, Berny» resigniere ich da, «du läßt da stundenlange Reden vom Stapel, und was du sagst, ist sicher gut gemeint und vielleicht auch richtig. Aber ich sehe keinen Ausweg mehr, mir ist das alles viel zu sehr an die Nieren gegangen!»

«Aber Veith, dich kenne ich ja gar nicht mehr wieder. Wo bleibt denn deine Robustheit, wo dein Gerechtigkeitsgefühl? Zuerst mußt du lernen, deine Eifersucht zu besiegen! Eine Ehe kann nur dann Mittelpunkt des Lebens und sicherster und unverlierbarster Platz sein, wenn sie auf selbstloser Liebe beruht. Also, streng dich mal an, Junge!»

Diese und noch viel mehr Worte wandte Berny auf, um mir zu helfen, um mir den rechten Weg zu zeigen. Aber obwohl ich ihm folgen konnte und auch den Willen hatte, schaffte ich es nicht. Ich konnte die eifersüchtigen Empfindungen nicht aus mir hinauskatapultieren. Ich glaube, man braucht dazu sehr lange.

Mich beherrschten immer zwei Gedanken: der eine, sie hat sich von mir abgewandt, ich habe sie verloren, und der andere, bei dem Champion macht's ihr Spaß, und bei mir wollte sie nichts davon wissen.

Täglich werde ich eine trübere Tasse, und ich weiß wirklich nicht zu sagen, wie das noch enden soll.

Und Mark Aurel, was ist mit Mark Aurel, meinem Ratgeber? Wie oft habe ich sein Buch befragt, wie oft hat er mir geholfen! Aber im Augenblick bin ich einfach unfähig, meinen Geist zu benützen, zu sehr werde ich vom Gefühl beherrscht.

Und meine gute alte Oberin, meine Mutti aus der Birnengasse? Sie lebt noch, ist jetzt achtzig geworden, hat aber immer noch ihre festen, scharfumrissenen Ansichten.

«Hansi», sagt sie und streicht mir übers Haar, «Hansi, Kopf hoch! Ein Mann wie du läßt sich nicht unterkriegen!»

Aber auch diese Worte haften nicht in mir. Ich lächle gequält, denn ich weiß, mir kann niemand mehr helfen. Der Schwipfinger Tierarzt ist am Ende. Was seine Frau nicht aushalten konnte, er kann es anscheinend noch weniger. Er sieht sich treiben im eiskalten Meer, kein Land kann er mehr sehen und er hat aufgehört zu schwimmen.

Da passiert etwas Außergewöhnliches. Denn Ende April, an einem Tage, wo der Wald in der Ferne schwarz aussieht und die Albberge nahe erscheinen und es deshalb sicher bald zum Regnen kommt, werde ich zum Grieser auf den Sternleshof gerufen, diesmal zu einem Fall, den ich während meiner ganzen tierärztlichen Tätigkeit noch nie hatte, zu einer Pferdegeburt. Denn die Stuten haben auf diesem Gebiet überhaupt keine Schwierigkeiten und bringen ihre Fohlen immer alleine zur Welt. Aber klappt's da mal ausnahmsweise nicht, dann ist man als Tierarzt sicher, daß wenig Erfreuliches auf einen zukommt. Erstens verhält sich eine Stute mit Geburtsschwierigkeiten keineswegs sanft und still, und zweitens sind die Chancen durch den anatomischen Bau weit ungünstiger als bei einer Kuh zum Beispiel.

So also fahre ich mit ganz gemischten Gefühlen vor den Pferdestall, vor dem der Grieser schon selbst in den Wehen auf und ab geht und Gott dankt, daß ich jetzt endlich da bin. Drinnen sehe ich eine schwarze Stute, naßgeschwitzt und dampfend, die sich auf das Stroh niederwirft und wieder hochspringt und einen krummen Rücken macht und deren ängstliche Blicke eine große Bedrängnis verraten.

«Zuerst hochbinden, Herr Grieser, und dann spannen,

sonst kann man nicht beikommen!» gebe ich meine Anweisungen.

Der Sternleshofbauer befestigt also am Kopfhalfter einen Strick und den bindet er so hoch, daß das Pferd nicht mehr abliegen kann. Darnach werden die Hinterbeine nach vorne mit Strängen fixiert, und jetzt komme ich dran.

Der Grieser muß den Schweif zur Seite halten und nach entsprechender Desinfektion schiebe ich meinen Arm in den Geburtsweg. Bis zur Schulter muß ich rein, um halbwegs wenigstens einen Überblick zu bekommen.

«Hüftbeugehaltung, Herr Grieser, so ein Mist, eine reine Steißlage, und beide Hinterbeine gehen gestreckt nach vorne!»

Eine derartige fehlerhafte Stellung kann schon bei einer Kuh zu einem Problem werden, obwohl da die Entwicklung der Frucht meist auf natürliche Art gelingt, aber bei den überlangen Röhrenknochen eines Fohlens ist es äußerst fraglich, ob man die Hinterfüße abbeugen kann, um sie dann, nach hinten hochgezogen, in den Geburtsweg einzuführen und wieder zu strecken. Denn nur wenn das gelingt, kann das Fohlen heraus.

«Herr Grieser, ich muß jetzt mit beiden Armen tief in die Stute rein, mit der einen Hand schiebe ich dabei das Fohlen möglichst weit zurück, mit der anderen versuche ich runterzugreifen an das Sprunggelenk, um es zu beugen und es hochzuziehen. Wichtig dabei ist, daß das Pferd während dieser Aktion sich nicht bewegt. Stellen sie sich deshalb an die linke Seite, denn rechts ist ja die Wand.»

So bereite ich den Eingriff vor, und dann geht's los. Das ist keine Kleinigkeit, das können Sie mir glauben, so ein Fohlen gegen die Wehen seiner Mutter wieder in die Tiefe des Geburtsweges zurückzudrücken. Ich benötige dazu meine ganze Kraft und beginne bereits zu schnaufen und zu schwitzen. Immer wenn ich es geschafft habe, drückt sie wieder dagegen. Und obwohl ich mich mit beiden Armen anstemme, kann ich dem Wehendruck nicht standhalten und das Fohlen ist wieder am alten Platz. Es ist, wie wenn ich mit äußerster Kraftanstrengung zehn Klimmzüge fertigbringe und dann an der Stange hängenbleiben soll, um nochmals zehn fertigzukriegen. Probieren Sie das mal, dann haben Sie einen Begriff von so einer Geburt.

Endlich, in einer Wehenpause gelingt es. Ganz weit muß ich den rechten Arm ausstrecken, um den Fersenhöcker des Fohlens zu fassen. Ich stehe auf den Zehen und meine beiden Arme sind bis zu den Schultern in der Stute verschwunden.

Da plötzlich ist's, wie wenn man dem Pferde die Beine unter dem schweren Körper wegziehen würde, denn in Sekundenschnelle knallt es zu Boden, läßt es sich fallen und zerreißt den Strick am Kopfhalfter. Mich reißt es mit. Ich liege mit schmerzverzerrtem Gesicht auf der von Fruchtwasser und Blut getränkten Streu und kann meine Arme nicht mehr herausbringen aus dem Tier. Der Grieser muß mich an den Schultern ziehen.

«Was ist, Herr Doktor, was haben Sie?» ruft der Bauer aufgeregt, weil ich liegenbleibe.

«Fassen Sie mich unter den Achseln und helfen Sie mir beim Aufstehen! Ich glaube die Arme sind ab, ich kann mich nicht mehr aufstützen!» presse ich hervor.

Wie er mich hochgestemmt hat, baumeln beide Arme mir zur Seite. Ich habe das Gefühl, wie wenn sie aufgepumpt würden, und tatsächlich schwellen sie an verschiedenen Stellen und werden dick und unförmig.

«Herr Grieser, als erstes telefonieren wir jetzt meinem Kollegen Wannemayer, damit er den Fall übernimmt. Sie wählen, und dann halten Sie mir den Hörer ans Ohr, damit ich selbst mit ihm sprechen kann. Danach soll mich Ihr Paul runterfahren nach Schwipfingen zum Doktor Moravetz.»

Wie wir dann den holprigen Feldweg entlangfahren und ich vor Schmerzen schreien könnte, da habe ich so die Schnauze voll von all dem, was man Leben heißt, so sehr, ich kann's Ihnen gar nicht sagen. Nur Pech, nur Ärger, nur Leid, nur Verdruß!

Jetzt werde ich monatelang zusehen müssen, werde tatenlos zusehen müssen, wie der neue Tierarzt mühelos meine Praxis kassiert. Und derweilst hält's meine Frau mit einem anderen und fährt noch dazu in Urlaub mit ihm!

Trostlosigkeit erfaßt mich, gleichgültig ist mir alles. Später, wie ich wieder schreiben kann, formuliere ich meine Empfindungen am Rande des Lebenswillens so:

Kein Weg führt mehr zurück.
Verharrend noch schaue ich ins Leere.
Wo die Ströme des Lebens versiegen,
dahin bin ich gekommen.
Hier wartet kein Glück mehr,
und kein Weg führt mehr zurück.
Verharrend noch schaue ich ins Leere.
Die Kälte der Trostlosigkeit
ist eingezogen ins Herz.

«Du machst aber Sachen!» rief der Franz aus und schüttelte den Kopf, als er mich mit meinen beiden baumelnden Armen sah. Und dann bestellte er gleich den Krankenwagen.

«Unter zwei Wochen werden sie dich da nicht wieder rauslassen!» schreit er noch hinterher.

Das hatten die auch vor. Denn wie ich wieder aus der Narkose aufwache, liege ich bis zur Unkenntlichkeit eingegipst in einem weißen Bett, und sie zeigen mir die Röntgenbilder von ganz schön komplizierten Brüchen. Sie meinen, daß sie mich partout dabehalten wollen, und da mir sowieso alles egal ist, tue ich ihnen den Gefallen, obwohl ich wegen einer Krankheit sonst in kein Bett liege.

Aber wie am Abend Silke in mein Zimmer stürmt und mich in den Arm nimmt und mich streichelt und fast weint dabei, da geht für mich ein Tor auf im Himmel, und alle Bedrängnis weicht mit einem Schlage. Denn ich spüre sofort, daß dies ganz echt ist bei Silke, so wie es früher war, gut und warm und lieb. In der Not ist sie an meine Seite getreten, ist sie wieder meine Lebenskameradin. Im letzten Augenblick ist sie zu mir ins Boot gesprungen, in mein leckes Boot, das die See hin- und herwirft und das zu kentern droht. Von einer Sekunde auf die andere bin ich grenzenlos glücklich; ich rutsche aus dem Bett, und sie muß mich ankleiden, denn ich will zu ihr, und sie muß mich mitnehmen. Und heute noch müssen die Betten wieder zusammengestellt werden, denn jetzt, jetzt sofort beginnt ein neues Leben zu zweit, und das ist wichtiger als alles andere. So schleichen wir aus dem Krankenhaus.

Halleluja! Die Betten sind beieinander! Und trotz meinen Gipsarmen ist Silke zärtlich zu mir, so zärtlich wie noch nie. Ich kann mich ja kaum bewegen, aber das macht heute alles sie. Zum ersten Male in unserer Ehe ist das. Ich komme mir vor, wie wenn ich gerade frisch geheiratet hätte. Es kann auf der ganzen Welt keinen glücklicheren Tierarzt geben, auf der ganzen Welt nicht!

Und am anderen Morgen, wissen Sie, was ich da tue? Da bin ich derart beflügelt, daß ich sofort mit Elan das nächste heiße Eisen anfasse, indem ich über die Straße rübermarschiere und einen Besuch mache beim Neuen, beim Kollegen, beim ‹wilden Hirsch› mit den schlechten Manieren.

Ein kleines, blutjunges Frauchen öffnet, und freundlich werde ich ins Wohnzimmer geführt. Und dann kommt er dazu, und ich denke, mich laust der Affe, so sieht doch kein Tierarzt aus, gleich gar nicht ein ‹wilder Hirsch›. Denn zum ersten Male sehe ich ihn aus der Nähe, und da steht ein hochgeschossener, dünner Gymnasiast vor mir, scheu, zurückhaltend und mit einer farblosen, leisen Stimme. Den habe ich mir aber ganz anders vorgestellt.

Ich sage, daß ich ihn hier in meinem Schwipfingen begrüße und daß ich ihn und seine Frau zum besseren Kennenlernen auf den Abend zu einem Glase Wein einladen möchte.

Das wird von beiden freudig angenommen und seine, wie es mir vorkommt, etwas schuldbewußten Blicke hellen sich zusehends auf.

Und wie sie am Abend kommen, da werden aus einer Flasche Beutelsbacher zwei und später auch noch drei, und Silke und ich erfahren, daß die Mühlbergers – so heißen sie nämlich – ein ganz ungutes Gefühl im Magen hatten, als sie hier einzogen und vis-à-vis von ihrer Wohnung, die ihr Onkel ihnen besorgt hatte, ein Tierarztschild hing. Sie kamen aus dem Bayrischen und kannten die hiesigen Verhältnisse nur aus zweiter Hand. Und darnach hätten sie sich einfach nicht getraut, weil sie dachten, daß man sie für unverschämt halte, und zudem seien sie von Haus aus ein bißchen kontaktschwach. So seien sie beschämt, daß nicht sie, sondern wir uns zuerst vorgestellt hatten. Da in ihre Praxis kein Mensch gekommen sei, hätten sie gedacht, daß man recht auffallend inserieren müsse, aber sie seien dann selbst erschrocken, wie sie die gedruckten Dimensionen gesehen hätten. Auf den Rathäusern, bei den Obmännern und in den Bauernwirtschaften habe er sich auch bemüht, aber die Reaktionen seien so flau gewesen, daß er noch nicht das Salz an die Suppe verdiene. Wie bekannt mir das vorkommt! Wie lange ist das her bei mir? Achtzehn Jahre, glaube ich. Kein Wunder, daß die alte Kuh vergessen hatte, daß sie auch einmal ein Kalb war! Des eigenen Wandels Unvollkommenheiten verlassen das Gedächtnis ja so schnell.

Auf jeden Fall bekommen wir den Eindruck, daß die Mühlbergers nette Leute sind, und wie sie gegangen sind, meint Silke: «Die habe ich direkt gerne, die zwei. Was meinst du, Veith, könnten wir diesen jungen Leuten nicht helfen? Du warst doch auch einmal so dran. Mir kommen sie vor, wie zwei dünne Pflänzchen aus meinem Garten, die der Pflege bedürfen. Du hast doch soviel Arbeit, das würde doch auch für zwei reichen. Und dann wärst du den Hetzbetrieb los und hättest mehr Zeit für die Kinder und für mich. Es würde denen dadrüben nützen und uns selbst auch.»

Spontan und vielleicht etwas leichtsinnig schnell setze ich in der Hochstimmung über den Umschwung in meiner Ehe Silkes intuitiven Plan in die Tat um.

Ich mache den Toni Mühlberger zu meinem Kompagnon. Vorerst werden wir auf ein Jahr eine Gemeinschaftspraxis betreiben, damit jeder sieht, ob es o.k. ist für ihn und seine Familie, und dann können wir uns endgültig entscheiden und festlegen.

Und alsogleich fängt er auch an, und ich telefoniere mit dem Axel und dem Eddy, daß sie eventuell einspringen müssen, wenn mein neuer Mitarbeiter nicht mehr weiter weiß. Denn der Toni, das ist mir schnell klargeworden, hat zwar einen unheimlichen Haufen theoretisches Zeug neuester Art im Kopfe, aber mit der Praxis hapert's, und manchmal scheint er auch direkt zwei linke Hände zu haben.

Gleich am zweiten Tage liefert er sage und schreibe nicht weniger als drei Fieberthermometer. Einen läßt er los, wie er ihn gerade reingesteckt hat bei einem Hund, und schwupp, die Antiperistaltik saugt ihn rein in den Darm und weg ist er. Den zweiten läßt er fallen, weil er tappig ist, und den dritten sitzt er im Auto zusammen, weil er nicht aufpaßt.

Na ja, dies ist natürlich nicht schlimm, Thermometer gehen das ganze Jahr über kaputt. Aber was er sich mit dem Kalb leistete, war schon weniger angenehm. Da schicke ich ihn hin zum Stricker in den ‹Adler›, wo ein größeres Kalb, ein sogenanntes Fresserle, aufgebläht ist. Ganz richtig läßt er dem dann den Gummischlauch, die Magensonde, runter, damit die Gase entweichen können. Dann aber schaut er scheint's in der Gegend rum, was weiß ich, was ihn abgelenkt hat; auf alle Fälle paßt er nicht auf, das Fresserle beißt zu, und augenblicklich schluckt es das abgebissene Gummirohr runter und weg ist es, wie der Thermometer beim Hund. Mit dem einen kleinen Unterschied allerdings, daß dieser Fiebermesser ganz von selbst wieder das Licht der Welt erblickte, die Sonde aber mittels einer Magenoperation wieder herausexpediert werden mußte.

Nicht viel besser gefiel mir die Geschichte mit dem Starrkrampfpferd, das der Toni übersehen hat. Es frißt nicht, lautete der Vorbericht des Besitzers, und mein Sozius taxierte, daß das mit dem Magen zusammenhängt und gibt die entsprechenden Arzneien, dieweil das Tier wegen des Tetanus das Maul nicht mehr öffnen kann und schon am nächsten Tage wie ein Sägbock dasteht und rettungslos verloren ist.

Den jungen Mann schlaucht so was richtig, und seine Frau sagt, an so einem Tage kann er abends kaum was essen, aber ich rede ihm gut zu. Was soll's auch! So haben wir doch alle angefangen. Und nie bekommt man doch so nachhaltig wirksame Lehren wie durch jene Fehler, unter denen man leidet. Und deshalb mache ich mir auch gar keine Sorgen, wenngleich ich ganz schön zu tun habe, überall, wo etwas schief gegangen ist, sofort aufzukreuzen und die Dinge wieder zurechtzubiegen.

So habe ich auch während meiner ‹Gipszeit› meine Betätigung, und nebenbei widme ich mich noch ein bißchen den Kleintieren, denn das kriege ich mit Silkes Hilfe schon noch hin, und da kann manchmal meine Armpanzerung geradezu von Vorteil sein. Neulich erst war da ein gewisser ‹Herr Schibor› bei mir, eine Promenadenmischung erster Klasse, ein Zwerg aus Schnauzer und Spitzer, wegen seiner völlig zerkratzten Augendeckel. Nicht zu Unrecht trug er einen hochtrabenden Namen, denn dieser junge Fant mit unzweifelhaft pädagogischen Fähigkeiten hatte in einjährigem Kurs sein Frauchen bereits so abgerichtet, daß es ihm täglich Extraspeisen kochte. Das vorgesetzte Menü sortierte der Schlaumeier zuerst aus, und anschließend fraß er dann gnädigst das Beste vom Besten. Gestern machte die gute Frau ihm einen Sauerbraten, selbstverständlich nur aus Kalbsherz. Aber anscheinend hatte er an diesem Tage gerade Gelüste nach anderem Gaumenkitzel, kurz und gut, er ließ alles stehen und kalt werden und kroch unter die Eckbank.

«Erst als ich selbst zu ihm hinuntergelegen bin», berichtete die Frau, «da hat er gefressen.»

Und dieser Herr Schibor nun war heute früh aus dem

171

Haus gerannt, um ein Kätzchen zu schnappen. Dieses aber, so klein es auch war, sprang dem Erziehungskünstler auf den Rücken, krallte sich dort fest und raste mit ihm, der vor Entsetzen wie wild davonrannte, dreimal als Jockey ums ganze Haus, bevor es ihm die Striemen zog und er jaulend sich hinwarf und es, das Kätzchen, unbehelligt auf einen Baum flüchten konnte.

Aber der durch diese Abreibung gedemütigte Bengel findet auf meinem Behandlungstisch sehr schnell wieder zu seiner gewohnten Arroganz und Frechheit, schnappt deshalb nach mir und reißt mir ums Rumgucken zwei schöne Stücke aus meinem Gips.

«Alles ist zu etwas gut, selbst so hinderliche Dinger!» sagt Silke, packt mit sicherem Griff den verdutzten Herrn Schibor im Genick, und ich schicke ihn umgehend für einige Stunden in das Land der Träume, damit wir an seine Augen ran können, die recht übel zugerichtet sind.

Meine Brüche heilen schlecht, und auch wie der Gips weg ist, gehen noch Wochen rum, bis ich zum erstenmal wieder in eine Kuh reinlangen kann.

So bleibt mir trotz all dem Gesagten und neben einem umfangreichen Familienprogramm noch viel Zeit zur geistigen Weiterbildung und zu eigenen Gedanken.

Da ich dem Schwager Erich, meinem Partner auf diesem Gebiete, schon so lange ein paar Zeilen schuldig bin, fasse ich die Ergebnisse meiner Studien und Überlegungen kurz zusammen und schicke sie ihm.

«In meiner Gips- und Nachgipszeit bin ich draufgekommen, daß Nachdenken und Lernen die Grundlagen sind für die Aufwertung jeglicher menschlicher Existenz. Deshalb scheint mir die beste Zeitverwendung, die beste Kapitalanlage eine Investition in Menschwerdung zu sein. Wenn ich dies berücksichtige und dabei daran denke, wieviele schöne Erdentage ich einmal noch stille auf dem Friedhof liegen werde, kalt, ohne Denken und Fühlen, dann weiß ich, daß nur jetzt und hier die Möglichkeit besteht, wesentlich zu werden. Denn jeder kommt, steht in Wind und Sonne, weint und lacht und – geht. Und dabei hat er nie die Wege der absoluten Unbedeutendheit verlassen. Ich wünsche daher, daß es mir gelingen möge, das Kleinbürgertum abzustreifen, die Vegetationsform Mensch hinter mir zu lassen, um humanistischen und übernationalen, ja kosmischen Betrachtungsweisen zuzustreben.»

Will sehen, wie der Knabe dadrüben das auffaßt. Bis Weihnachten, so rechne ich, wird er antworten.

Silke und ich haben uns natürlich viel zu sagen und viel zu erzählen, lebten wir doch lange Zeit jeder für sich. Da erfahre ich, daß Silke bewußt sich einen Freund suchte; es war ein letzter verzweifelter Versuch, aus ihren Depressionen herauszukommen und, wie sie dachte, eine Möglichkeit, mich wieder zurückzuholen.

Und der von mir so gehaßte ehemalige Nebenbuhler, höre ich von meiner Frau, ist anscheinend ein sehr feiner Mensch, dem ich es letztendlich zu verdanken habe, daß Silke, was Zärtlichkeiten anlangt, auf dem Absatz kehrt machte und zu dem Schatz wurde, den ich mir immer gewünscht hatte. Und ich selbst erzähle an manchem Abend von Marion und Berny und ihrer einmalig hochstehenden Art, zu lieben. Silke sagt: «Die möchte ich kennenlernen!» und ich wiederum plädiere für eine Zusammenkunft mit Holger Baluff, und so liegen wir beide goldrichtig und sind seit Silkes Krankenhausbesuch keine einzige Minute mehr in Zweifel gewesen übereinander.

Die Erfahrung, die ich gesammelt habe, meint Silke, ist, daß man mit der Eifersucht desto leichter fertig wird, je mehr beide Partner dazu Anlaß geben.

Ich meinerseits kann das aber nur für die Verteidigung gelten lassen, als Konter sozusagen. Und ich füge Bernys Meinung an, daß Liebe nicht nur aus Gefühl bestehen sollte, sondern auch aus Wissen und Bemühung; daß sie eine Kunst darstellt, die erlernt sein will und in der Geben die allein maßgebende Komponente sein soll, und nicht Nehmen.

Wie es Winter wird und der erste Schnee fällt und das Ende des Jahres naht, sitze ich in meinem Hause am Freßberg und überdenke mein Glück. Auferstanden bin ich! Am tiefsten und dunkelsten Orte, dort wo das Leben endet, war ich gewesen. Und nun scheint die Sonne. Silke, Kai, Simone und ich, wir sind eine glückliche Familie, denn Mami und Papi verstehen sich jetzt wunderbar und Papi hat jetzt Zeit, viel Zeit für das Wichtigste, für Kinder, Frau und Haus. Auch Toni funktioniert gut. Er hat Spaß dran und wird immer besser.

11 Kennen lernen

Anfang Januar kommt Post aus Amerika, und Erich geht darin unter anderem auch auf meinen letzten Brief ein. Er schreibt: «Ein Leben, lieber Veith, muß Entwicklung sein, eine ständig sich steigernde Entwicklung! Und zwar auf allen Gebieten. Beruf, Liebe, Persönlichkeitsbildung, Weltbürgertum, kosmisches Bewußtsein, all dies sollte im Laufe der Jahre einen Aufwärtstrend erfahren und sich hinentwikkeln zu größtmöglicher Vollkommenheit.

Denn das höchste aller Güter, die Auszeichnung Mensch zu sein, verliert man unwiederbringlich, wenn man sich mit Erreichtem zufrieden gibt und darauf verzichtet, es zu verbessern. Ununterbrochen lernen und fortschreiten vom Guten zum Besseren, das ist die einzige Legitimation für den Anspruch auf die Bezeichnung ‹Mensch›.

Und nicht nur auf allen Lebensgebieten, sondern vor allem auch in jedem Alter sollte man das Lernen betreiben. Nur es, das Lernen, erhebt über die tumbe Welt, macht Menschen zu Menschen, zeugt Liebe, zeugt Verstehen und öffnet das Tor zum Licht der Sterne und zu der Universen Grund.

Wenn Du selbst aber einmal in eine Stagnation gerätst, in eine Phase des Stillstandes, dann erinnere Dich an das chinesische Sprichwort, das ich Dir zum Schlusse noch empfehlen möchte.

‹Lernen ist gleich wie Rudern gegen den Strom. Hörst du auch nur eine Minute damit auf, dann treibst du stromab.›»

Die Tuberkulose und die Trichomonaden sind zu vergessenen Gespenstern geworden in meinen Viehställen, nicht aber die Maul- und Klauenseuche, die immer wieder im ganzen Lande aufflackert und große und größte Schäden verursacht. Deshalb und weil man dazuhin jetzt über einen neuen, hochwirksamen Impfstoff verfügt, starten sämtliche Kollegen von Baden-Württemberg einen Feldzug gegen diese Geißel der Landwirtschaft. Mit einer großflächigen Schutzimpfung und deren jährlichen Auffrischung soll die Seuchengefahr gebannt werden.

Das sieht dann in der Praxis so aus, daß jeder Kollege mit einer Begleitmannschaft aus Impfstoffträger und Listenschreiber von Stall zu Stall zieht und alles von der Gattung Rindvieh durchimpft. Und dies ist wahrlich, ich versichere es Ihnen, kein Vergnügen. Aus verschiedenen Gründen. Denn trotz hoher Gummistiefel und Arbeitsmantel sieht man, noch bevor man die ersten hundert Tiere durchhat, aus, daß es nicht mehr feierlich ist. Und einen Gestank hat man an sich! Unmöglich! Denn ich muß ja immer zwischen zwei Tieren reingehen und vor bis an die Schultern und dann wieder raus und mich zwischen den nächsten durchquetschen usw. Und alle schlagen mit ihren dreckigen Schwänzen in der Gegend rum, und der Mist und der Urin spritzen in die Haare, in die Ohren, an den Hals.

Als Störenfried im Stalleben bekommt man dann, und das ist eine weitere Erbauung, kostenlose Souvenirs. Da einen Fußtritt, dort einen Hornstoß, und zur Abwechslung pressen sie einen an die Wand oder gegen einen Pfosten.

Das dritte der ‹erfreulichen› Dinge auf so einer Tour ist die Aversion der Tierbesitzer gegen diese Maßnahme. Denn obwohl sie einzig zu ihrem eigenen Vorteil durchgeführt wird und der Staat sogar die ganzen Kosten trägt, gibt es auch mancherlei dagegen einzuwenden.

Schon mal, daß da eine ganze Prozession in ihren Stall kommt, unbestellt, und bis in die hintersten Ecken und Hilfsställchen hinter Haus und Scheune vordringt, paßt den Bauern nicht. Denn plötzlich schaltet und waltet da für eine Viertelstunde die Impfkolonne auf dem Hof, wie wenn er ihr gehören würde. So empfinden sie jedenfalls. Zudem hat da der eine vielleicht sich an einer geheimen Stelle einen Sprungstand gebaut, wo er unbeobachtet seinen Wursthummel zum Schwarzdecken herausläßt, und ein anderer etwa hat hinten in einem Nebengebäude ein paar Schweine oder Schafe oder sonstiges Viehzeug, das er bei der letzten Viehzählung nicht angegeben hat. Ich persönlich übersehe gerne solche kleinen Dinge am Rande der Legalität, nicht aber meine Begleiter, die dann leider später manchmal das Wissen um solche gehüteten Geheimnisse mit wichtigtuerischer Freude unter die Leute bringen. Kurz und gut, wenn die Impfkolonne auftaucht, blickt sie allenthalben in unfrohe Gesichter.

Aber es gibt noch weitere Gründe. Denn die Stallbewohner sind natürlich keineswegs daran gewöhnt, daß sie jetzt der Reihe nach alle so eine Art Hornissenstich aushalten müssen, und deshalb entsteht oft eine recht unerwünschte Aufregung unter den Betroffenen und es kann passieren, daß ein Tier mal ausrutscht an seinem Platz, daß eines sich losreißt und daß es vielleicht einen Abort gibt nach drei Tagen. Das eine oder das andere Tier verträgt auch den Impfstoff nicht gut, obwohl es sich bei der Injektion ganz ruhig verhält. Sowas ist natürlich eine große Seltenheit, aber wenn es mal vorkommt, dann spricht es sich in Windeseile rum, und die Leute bekommen verständlicherweise Angst.

So, jetzt haben Sie gemerkt, daß eine solche Impfkampagne allerseits auch recht fragwürdige Begleitumstände aufweist, was natürlich nicht hindert, daß das dörfliche Leben mit seinem bunten Vielerlei auch hier immer wieder für lustige Akzente sorgt.

Heute beginne ich in Wasserheim, drunten beim ehemaligen Farrenwärter. Wie ich durch bin und gerade aus dem Stall rauswill, da sehe ich in der Ecke noch im Vorbeigehen ein Paar Gummistiefel stehen, die bis obenhin mit Wasser gefüllt sind.

«Was macht ihr denn da?» frage ich ganz erstaunt.

«Ach, wissen Sie», antwortet man mir da gelassen, «da

hat der Hund reingeschissen, und nun muß man's eben wieder aufweichen.»

«So, so», sage ich nur und muß mich beherrschen, daß ich nicht hinauslache.

Aber beim nächsten, beim Großbauern Keppelmaier, wissen Sie, wo früher der Pfuscher Rockl wohnte, da vergeht mir das Lachen schnell wieder. Denn wie ich da mit meinem Gefolge die Stallgasse entlang reinsegle – der Keppelmaier hat's hochmodern, bei dem ist bis zur Decke rauf alles gekachelt –, da streckt zur Pferdebox so ein Mistvieh von Stute nur geschwind seinen langen Hals heraus, schnappt zu und erwischt mich dämlich Dreinschauenden gerade noch am kleinen Finger. Sie, ich kann Ihnen flüstern, das fühlt sich an wie eine große, dicke Beißzange, solche zupackenden Pferdezähne. Und der Nagel ist auch runter. Aber jetzt bitte gar nichts anmerken lassen! Gleich rein, die eigenen Zähne auch zusammengebissen, die lange Revolverspritze fest umklammert und zack, die erste Kuh, und dann die zweite, und bei der zehnten ist's schon überspielt, und es tut nur noch halb so arg weh.

Wie wir zum Bareiss kommen, der von neumodischem Zeug wie Melkmaschine und Tränkebecken und ähnlichem sich noch nicht hat überzeugen lassen und der sogar noch mit einem Ochsen fährt, dem einzigen weit und breit, da sitzt der am hellichten Tage mit seiner ganzen Familie in der Stube und macht Spiele.

«Heute, Herr Doktor, haben wir unser Monopoly-Tägle, heute schaffen wir nichts. Zwischendurch muß man doch auch mal Pause machen!» argumentiert er in aller Seelenruhe. Und wie ich wohlwollend auf das ungewohnte Bild in dieser Bauernstube sehe, fährt er fort:

«Wie bald schaut man die Rettiche von unten an, Herr Doktor! Stimmt's nicht?»

Und um das ganze Ausmaß seiner Lebenserfahrung darzutun, fügte er noch hinzu:

«Arbeiten kann jeder Dackel! Aber nichts arbeiten und

doch gut leben, das ist die Kunst! Schauen Sie doch die Großkopfigen an von den Bauern. Aufstocken, schreien sie, vergrößern, immer mehr bewirtschaften, immer mehr Maschinen, immer weniger Freizeit! Der wo da mitmacht, der braucht nur noch einen einzigen Anzug das ganze Jahr über! Ein solcher kommt doch aus seinen Stallkleidern überhaupt nicht mehr raus! Und abends, da können sie Gift drauf nehmen, schläft er vor dem Fernseher ein, so k. o. ist er.»

Vielleicht hat der Bareiss nicht einmal so ganz unrecht, wenngleich meine Begleitmannschaft hinterher sagt, daß der Kerl eben keinen Mumm hat und daß er es seiner Lebtag zu nichts bringen wird. Einer geht sogar soweit, daß er äußert, man sollte einem solch rückständigen Bauern, der so miserabel wirtschaftet, den Hof nehmen. So gehen die Ansichten auseinander!

Im nächsten Stalle laufe ich in eine Falle.

Ringsum ist alles geschlossen, bis auf die Scheune. Dort gehe ich rein, die anderen warten noch. Im Dunkel taste ich mich voran Richtung Kuhstall. Wie ich aber ein paar Meter zurückgelegt habe, fahre ich rum wie von der Tarantel gestochen, denn knapp hinter mir ertönt ein böses Knurren und ich erkenne undeutlich die funkelnden Augen und die gefletschten Zähne eines großen Schäferhundes.

Erst hat er mich lauernd passieren lassen, jetzt bin ich sein. Also sowas kann ich wirklich niemand empfehlen!

Mir steht der Schweiß auf der Stirne. Spontan brülle ich meinen Gegner an, was rausgeht. Meine Fäuste schnellen nach vorne, und jetzt stehen wir uns auf Bißdistanz bewegungslos gegenüber. Gottseidank höre ich in dieser Not einen Riegel gehen, und gleich darauf kommt der Bauer daher, und ich kann meinen Weg fortsetzen und mit der Impferei beginnen.

Dabei komme ich mit den Hunden sonst so gut aus! Ich kenne sie ja alle, die da auf den Höfen leben, und mit manchen verbindet mich sogar eine echte kleine Freundschaft. Wie zum Beispiel mit dem Munki vom Bläsibauern.

Dieser Hund hat einen Gesichtsausdruck, wie wenn er ständig lachen würde. Und vielleicht tut er das auch, denn er ist so lustig und so freundlich wie kein anderer. Und wenn dieser Munki meine Hupe hört, und die ertönt ja immer, wenn ich auf einen Hof reinfahre, dann steht er garantiert schon am Wagenschlag zur Begrüßung, wenn ich die Türe aufmache. Obwohl er vom Äußeren her recht struppig und unansehnlich wirkt, ist er ein goldiger Kerl, der nebenbei noch einen ganz besonderen Trick beherrscht. Er kann nämlich melken! Richtig eine Kuh melken! Natürlich nur für seinen eigenen Bedarf und selbstverständlich nur, wenn der Chef nicht im Stall ist. Und noch eine Einschränkung: Nur bei der alten Frida, die gestattet's ihm. Aber trotzdem, ich finde das Spitze, denn er macht das so sacht, so voller Gefühl fast, könnte man sagen, daß die alte Frida ihm hinterher sogar noch erlaubt, obendrauf auf ihr sich hinzulegen und mitzuschlafen.

Na, jetzt sind wir aber weit abgekommen vom Thema. Inzwischen ist es Abend geworden, sieben von den dicken, superstarken Nadeln sind mir abgedrückt worden, und eine halbvolle Impfstoffflasche ist zu Boden gegangen. Dreimal ist mir eine mit ihrem Körpergewichtchen von so zirka zehn bis fünfzehn Zentnern auf den Schuh gestanden, und wenn ich keine Stiefel mit Stahlkappen drin angehabt hätte, dann würde ich jetzt vermutlich um einiges demolierter daherkommen, als ich es ohnehin schon tue. Im Geiste sitze ich bereits in der Badewanne, nur einen Stall noch, dann ist es geschafft!

Dieser letzte ist der Mümmele, einer von den wenigen, die noch eine Magd haben. Und diese, das kann nicht geleugnet werden, ist nicht einmal so übel anzuschauen. Und arbeiten tut sie für zwei. Kein Wunder also, daß der Mümmele auf seine Frau verzichten kann, wenigstens was Stall- und Feldarbeiten betrifft. Das schmeißt er allein mit seiner ‹Maagd›, wie er sie der Einfachheit halber zu nennen pflegt.

Mit Schwung ziehe ich die Scheunentür auf und komme mir im gleichen Moment recht unhöflich vor. Denn bei dem Heuhaufen fünf Meter vor mir steht ein erschreckter Mann, der schnell wegstopft, was hinter den Hosenladen gehört, und eine Weibsperson, die das, was Unseriöse als Milchfabrik bezeichnen, just zur gleichen Zeit dorthin zurückbringt, wo ehrsame Christenmenschen es haben wollen, jedenfalls dann, wenn der Tierarzt mit seiner Impfkolonne zur Türe hereinkommt.

Jetzt fällt es Ihnen sicher leichter zu verstehen, aus welch vielfältigen Gründen man gegen solche Massenimpfungen sein kann, denn der Mümmele ist, abgesehen davon, ein angesehener, weitblickender Züchter und ein honoriger Bürger obendrein, was bis auf den heutigen Tag noch keiner bestritten hat.

Was ich mit Silke besprochen, die gegenseitige Kontaktaufnahme mit Marion und Holger, den beiden Ärmsten, die jetzt unter Entziehungserscheinungen leiden, ist bereits erfolgt.

Durch Silkes Vermittlung bin ich mit Holger Baluff zusammengetroffen. Wir saßen gemütlich im Appartement dieses Junggesellen, und er erzählte mir aus seinem Leben und auch, wie er Silke gern hat, und wir trinken Brüderschaft und gehen auseinander als Freunde. Ab und zu danach besucht er uns, doch finde ich, daß es immer seltener wird und schließlich, so erzählt er mir, hat er vor zu heiraten, denn er hat eine Frau kennengelernt, die viel Ähnlichkeit mit Silke hat.

Marion und Berny wurden auf den Freßberg eingeladen, und wir verbrachten einen netten Abend zusammen. Und diesmal paßte es auch außerordentlich gut, daß ich zwischendurch weg mußte und den Berny mitnehmen konnte, damit nämlich die Frauen unter vier Augen miteinander reden konnten, was ja ausschlaggebend ist bei solcherart Kennenlernen. Und Berny sieht mal was Neues. Wann hat schon ein Stadtmensch Gelegenheit, ein junges Mutterschwein, das eben seine Ferkel zur Welt gebracht hat, zu sehen, noch dazu, wenn dieses Mutterschwein in einem Anfall von geistiger Umnachtung versucht, seine Kinder, statt sie zur Brust zu nehmen, umzubringen. Denn dieserhalb werde ich gerufen. Das kommt gar nicht mal so selten vor, läßt sich aber meist mit ein paar Injektionen wieder in Ordnung bringen.

In der Nacht dann, wie wir im Bette liegen, erzählt mir Silke, daß sie sehr beeindruckt sei und daß sie sich gut vorstellen könnte, daß wir beide mit diesen Langsdorffs gut und lange befreundet sein könnten. Es freut mich außerordentlich, wie ich solche Worte vernehme, aber da ich weiß, daß Frauen einander selten gut leiden können, besonders nicht, wenn dabei Männer im Spiele sind, bewahre ich vorderhand mehr Skepsis als Optimismus, was das betrifft.

Im Mai, wenn das Gras blüht und heranreift zum Schnitt, kommen draußen auf den Wiesen viele Tausende von kleinen Rehkinderchen zur Welt. Ihre Kinderstube befindet sich zwischen Gräsern und Blumen, und Stille und Vogelgezwitscher begleiten den Beginn ihres Lebens. Bis dann eines morgens in aller Frühe Ungetüme gefahren kommen, die ratternd und üble Gase ausstoßend in Muttis Wohnung eindringen und sie zerstören. Lange, scharfe, silberglänzende Messer schneiden am Boden alles ab, was sie finden. Und sie kommen immer näher. Mutti ist fortgegangen, abgesprungen in panischer Angst. Das Kind kann noch nicht folgen, es bleibt allein zurück, drückt sich flach an die Erde, hilflos, und die Messer kommen. Zerschnitten bleibt es liegen. Die Beine sind ab, das Gras wird rot, die Mutter ist fort.

So geschieht es zur Zeit der Heuernte unzählige Male. Und den Menschen, die da auf den Mähschleppern sitzen, den Bauern, denen schneidet es ins Herz, wenn sie das mitansehen müssen. Denn selbst beim allerbesten Willen kann man in dem hohen Grase die Kitze nicht rechtzeitig bemerken und das Unglück verhindern.

Es gibt zwar die Möglichkeit, am Abend vorher Papiersäcke, die man über in den Boden gesteckte Stangen schiebt,
anzubringen, um nach Art einer Vogelscheuche die Reh-
mütter vom Betreten der zu mähenden Grundstücke abzu-
halten, aber selbst das funktioniert leider oftmals auch nicht.

Die Landwirte halten natürlich sofort an, und wenn sie
denken, daß noch eine Chance besteht für das Tierchen,
dann bringen sie es zu mir. Auf diese Weise habe ich in
jedem Jahr im Mai an die zehn solcher armer Würmchen zu
versorgen. Und heute, da ist scheint's wieder eines dran,
denn ich sehe den ‹Graf Zeppelin› mit seinem Schlepper vor
meinem Hause vorfahren, mit der linken Hand hält er ein
Kitz, und mit der rechten fährt er.

«Das ist heute schon das Dritte!» bedauert der Graf, wie
er abgestiegen ist, «bei den zwei ersten war absolut nichts
mehr zu machen!»

«Ein Jammer ist das! Haben Sie denn keine Papiersäcke
draußen gehabt?»

«Schon, schon! Aber wenn es dann den anderen Tag
regnet wie gestern und man erst am übernächsten mähen
kann, dann sind auch die Säcke für die Katz, dann sind sie
schon wieder drin, weil sie sich bereits nach einem Tage
daran gewöhnt haben.»

Und wie der Zeppelin so ist, übergibt er mir schnell das
kleine Ding, dem er den Fuß abgemäht hat, springt wieder
auf seinen Sitz, gibt Gas und verduftet.

«Habe noch zwei Hektar zu mähen heute!» ruft er zurück,
und ich stehe da.

Da kommen Kai und Simone dahergerannt. Sie haben
riesiges Mitleid mit dem Kleinen und mögen es und geben
keine Ruhe nicht, bis ich sage, daß sie es behalten dürfen,
wenn es operiert ist. Silke hilft beim Amputieren, und dann
hopst das dreibeinige Waldtierchen für ein paar Tage in
unserer Wohnung rum, bis ich draußen im Garten ein
Ställchen fertighabe. Den Kindern zeige ich, wie man den
Schoppen herstellt für das Kleine und wie und wann man

183

ihn verabreicht. Denn sie allein sollen die Versorgung von Sissi, wie Simone den Taufnamen bestimmt hat, übernehmen. Mami und Papi überwachen die Sache nur aus dem Hintergrund.

Die Sprößlinge sind Feuer und Flamme, und obwohl erfahrungsgemäß mit der Zeit immer mehr von den erforderlichen Tätigkeiten an den Eltern hängen bleiben, sollen sie doch ihr Langzeit-Engkontakterlebnis mit diesem Wildtierkind haben.

Auch in den großen Ferien, wo wir zusammen zwei schöne Wochen an der Côte d'Azur verbringen, spielen unsere zwei die Hauptrolle. Jetzt sind sie ja in dem Alter, wo auch der Papi etwas mit ihnen anfangen kann. Am Strande von Bandol toben wir im Wasser auf unseren Luftmatratzen herum, und einmal am späten Abend dürfen sie mit mir aufs nächtliche Meer hinausschwimmen, was für sie einem großen Abenteuer gleichkommt. Ganz nahe schwimmen sie hinter mir her, so daß ich die Händchen manchmal spüre an meinen Schultern oder ein Bäuchlein an meinem Rücken.

Wohnen tun wir in einem Pinienhain hoch über dem Meer, und wenn die Kleinen endlich zu Bett sind, sitze ich mit Silke oft noch auf der Terrasse, und wir trinken den weißen Chassis, atmen mit der Nachtluft den Duft des Pinienharzes und sind glücklich über alle Maßen.

Was damals gleich in der Nacht nach meiner Flucht aus dem Krankenhause begonnen, hat seither nie mehr aufgehört. Und hier erst im Urlaub, da gehören wir uns alle Tage. Macht uns der Wein und die Hitze einmal zu müde, dann gibt es ja die Morgenkühle, wo wir das Versäumte gerne nachholen. Und wissen Sie, das Schönste daran ist, daß es Silke nun nicht weniger Spaß macht als mir! Deshalb bin ich wunschlos glücklich.

Und mit dem jungen Kollegen, mit dem Toni, habe ich ebenfalls Glück. Jetzt, da ein Jahr gemeinsamer Arbeit hinter uns liegt, kann man das ruhig sagen.

Es sind ihm natürlich in diesem Jahre noch weitere Schnitzer passiert, aber das haben wir gemeinsam überstanden.

Viel wichtiger war, daß sich der Toni als ein charakterlich einwandfreier und liebenswerter Kollege entpuppte. Und außerdem kann er mit den Leuten umgehen, und das ist fast noch wichtiger, als daß alles glatt läuft.

Ein weiteres und bestimmt nicht unwichtiges Kriterium in einer Gemeinschaftspraxis sind die beiden Frauen. Wenn nämlich da die eine sagt:

«Du, dein Kollege, der arbeitet ja viel weniger als du, an dir bleibt alles hängen!»

Oder wenn sie vielleicht zum Ausdruck bringt:

«Schau, die Frau von deinem Kollegen hat schon wieder einen neuen Pelz, und am hellen Wochentag trägt sie ein goldenes Armband und fährt nachmittags weg zum Kaffee!» dann ist da schon der Wurm drin, und man kann drauf warten, bis es einen Knall tut.

Aber auch da haben wir keine Probleme.

Dem langen Toni sein kleines Frauchen ist heute noch so lieb und kindlich wie zu Anfang. Jede Familie lebt bei uns für sich, aber einmal im Monat gehen wir miteinander zum Essen.

So haben wir ein sehr gutes Einvernehmen und sind miteinander zufrieden.

Wir unterschreiben also den Vertrag, um für die Zukunft ein weiteres Bestehen unserer gemeinschaftlichen Arbeit zu sichern, und wir feiern unseren Entschluß als eine menschliche Leistung beider Familien und als beruhigende und lebensstabilisierende Aussicht für die Zukunft.

Aus ganz bestimmtem Anlaß will ich jetzt wieder auf die Kleintiere und ihre Besitzer zu sprechen kommen, die einen in zunehmendem Maße und auf die verschiedensten Arten in Anspruch nehmen. Das beginnt bei den telefonischen Anfragen, wo einem die Leute mit den unmöglichsten Dingen kommen.

185

Neulich zum Beispiel brachte eine ältere Frau folgendes vor: «Herr Doktor, mein Filon, wissen Sie, mein kleiner Hund, der trinkt so gerne Bier. Wenn er dann zu wackeln anfängt, koche ich ihm immer einen Bohnenkaffee. Ist das richtig?»

Auch an der Haustüre finden entsprechende Konsultationen statt. Wie es vor ein paar Tagen läutet und ich rausgehe an die Glastüre, steht da ein blondes Mädchen in seinem Jeansanzug und greift in eine Hosentasche, holt eine Blindschleiche hervor, zeigt sie her und frägt mich, ob das ein Männle sei oder ein Weibchen.

In der Sprechstunde geht es dann natürlich erst recht los, und es werden Dinge von einem verlangt, daß einem die Haare zu Berg stehen.

Kommt da kürzlich einer daher, packt so ein winziges Chinchilla aus, eines von den mausartigen Nagetieren, aus deren Fell die teuren Pelzmäntel gemacht werden, und verlangt einen Kaiserschnitt, weil die Dinger so wertvoll sind und weil es von selbst anscheinend nicht geht.

Ein andrer will allen Ernstes eine Spritze für seinen Hund, damit er noch fünf Zentimeter wächst, aber bitte genau fünf Zentimeter, weil er sonst den Zuchtvorschriften nicht entspricht.

Und für ein weiteres Tier dieser Rasse erhalte ich den ehrenvollen Auftrag, eine Zahnprothese anzufertigen.

Ein Kind holt aus einem Marmeladenglas einen Laubfrosch hervor, der seinen rechten Hinterfuß verstaucht haben soll, und ein Mann bittet um ein Abführmittel für seine Schlange.

Dementsprechend kann einen also kaum mehr etwas überraschen. Aber heute, heute geschah es doch. Denn wie ich da den Hörer ans Ohr halte, haut es mich fast vom Stengel. Eine ferne Stimme: «Pronto, pronto», und ich werde gebeten, heute nachmittag noch drunten in Italien einen Hund einzuschläfern! Ich, der kleine Landtierarzt aus Schwipfingen, soll in Venedig an der Adria – die spinnen ja!

Ein Privatflugzeug sei bereits unterwegs nach Echterdingen! ‹Diavolo›, der Liebling des Besitzers des großen Hotels auf dem Lido, in dem Silke und ich uns aufhielten, soll von einem unheilbaren Leiden erlöst werden. Ach, das tut mir leid, das war immer ein so liebes Kerlchen, der kleine schwarze ‹Diavolo›. Aber ich verstehe immer noch nicht, warum denn gerade ich? Dadrunten können sie doch auch Sterbehilfe geben, meine Kollegen! «No, no!» Nur ich allein käme in Frage, mich hätte er immer so mögen. Sie wollen niemand anders. Die Stimme erstickt in Tränen. «Prego, dottore, prego!»

So fliege ich kurz später südwärts über die Alpen, in der Manteltasche eine Spritze und ein Fläschchen, ein Engel des Todes, der einschwebt über der Stadt der Lagunen zu einem kleinen Tier.

Alles weint und ist in Trauerstimmung. Das kleine schwarze Hundchen liegt schlaff in den Armen seines Frauchens. Ich habe meine dünnste iv-Nadel mitgebracht, und ‹Diavolo› nimmt nicht mal den Einstich wahr. Langsam legt er seinen Kopf beiseite, wie das Narkosemittel in seine Blutbahn kommt. Sanft wie der Flügelschlag eines Cherubims, so sagt es nachher sein Herrchen, indem er mich dankbar und ergriffen in den Arm schließt, hat er sein Leben veratmet.

Ein paar Gläschen noch, bewegter Abschied, Motorboot, Flug, und zum Nachtessen sitze ich schon wieder am Küchentisch daheim und erzähle Silke und den staunenden Kindern vom Flug im kleinen Sportflugzeug an die neue Grenze meines Praxisgebietes.

Im darauffolgenden Winterhalbjahre fahre ich auf meinem Wege fort, im Selbststudium meine menschlichen Qualitäten zu verbessern. Dabei stoße ich auf gewisse ernstzunehmende Zweifel. Denn auf der einen Seite stelle ich bei mir eine ausgeprägte Tendenz zu weltlichem Genusse fest, die mich heute noch wie einst zu mir sagen läßt:

«Glück gibt es nur jetzt – später leben andere!»

187

Auf der anderen Seite empfinde ich ganz deutlich, daß es auch im glückerfüllten Paradiese, das ich zur Zeit durchwandle, Sehnsüchte gibt, und daß einer, der alles hat, auf die Dauer nicht zufrieden ist damit. Extrem ausgedrückt formuliere ich das so:

«Wenn das Schicksal auswirft all deiner Wünsche Erfüllung, welch armer Mann bist du dann!»

Sehen Sie, und deshalb bin ich zur Zeit mit meinen Gedanken in einer Zwickmühle und stelle neben «Leeren das Füllhorn des Lebens» die Alternative «Vergeistigt die Verachtung des Irdischen erlernen». Aber den ganzen Winter über komme ich zu keinem Resultat, und das Ganze, das ich produziere, ist auch nur wieder eine Frage, und die sende ich Erich.

> *Zurückkehrend stets nach jeglicher Antwort,*
> *peinigt den Frager die Frage der Fragen:*
> *Was ziemet dem Sterblichen in der Kürze der Zeit,*
> *was ist ein Tun, dem Törichten ferne?*

Ob er wohl weiter weiß?

12   Verstehen lernen

Gespannt habe ich diesmal Erichs Antwort erwartet, geht es mir doch um die Wegfindung im Grundsätzlichen.

Ende Februar endlich habe ich sein Schreiben in Händen.

«Sieh, alle nehmen sie Teil am Leben, aber welchen Teil erwählen sie? Nach Weisheit suchen, scheint mir der edelste Pfad zu sein, aber die Füße würde ich auf dem Boden lassen. Nicht ‹entweder-oder› sondern beides, Füllhorn des Lebens und Geistentwicklung! Führe ein gutes Erdenleben, lasse es Dir als Basis dienen für die Starts Deines Geistes und Deiner Seele! Dies, so meine ich, ziemet dem Sterblichen in der Kürze der Zeit, dies ist ein Tun, dem Törichten ferne!

Denn die Wertigkeit einer Existenz wird im letzten Sinne nicht nach den Kriterien irdischen Glückes gemessen. Einstein hat das einmal formuliert, indem er sagte: ‹Versuche nicht, ein Mann des Erfolges zu werden, sondern ein Mann von Wert!› Führe also ein schönes Leben mit Deiner Familie und versorge Deine Tiere nach bestem Wissen und Gewissen. Dann aber breche auf, breche auf zu den Bergen, auf denen Deine Ohren das Wehen der Zeit hören und wo Deine Augen den Raum erblicken, den noch keiner sah.

Verweilen auf dem Boden des Ozeans menschlicher Möglichkeiten ist allein träger Sinne Schicksal. Nur Aufbruch, Aufbruch unablässig bis zum Grabe, das ist würdiges Menschenleben. Denn die Qualität des Menschlichen beruht, solange Herzen schlagen, in der Suche nach dem Licht, in dem Bemühen auf den Spuren des Irrationalen, in ununterbrochener Wanderschaft zu den Quellen des Seins.»

So schrieb Erich. Ich aber wurde glücklich, als ich das las, und ich beschloß, seinem Rate zu folgen.

In den Pfingstferien machen wir einmal was Neues, wir fahren ins Gebirge zum Wandern. Die Kleinen sind nämlich schon recht flügge und können gut mithalten. So marschieren wir mit ihnen in der herrlichen Luft des Kleinen Walsertales hinauf zur Schwarzwasserhütte, aufs Walmendinger Horn und auch einmal auf den Fidere-Paß.

Unterwegs erinnere ich Silke an unsere erste Wanderung.

«Weißt du noch, damals auf dem Wasserberg!»

«O Veith, wie schnell fliegen doch die Jahre vorbei. Damals, das war vor zehn Jahren, das war am Morgen unserer Liebe, und jetzt, jetzt geht es schon dem Mittag zu.»

«Ist es nicht wie ein Bild, das man selbst zeichnet, so ein Leben? Aus dem Vordergrund bricht man auf, durchwandert den Mittelgrund, wie wir gerade, und dann verliert man sich im Hintergrund, in den Fernen, in Tälern oder auf Höhen.»

«Ja, Veith, so kann man sich's vorstellen. Und was man an Schönem und Häßlichem, an Ernstem oder Heiterem hineinlegt in dieses Landschaftsbildnis des Lebens, das hat der Künstler, das heißt jeder einzelne, selbst in der Hand.»

«Licht fallen lassen auf des Daseins Auen», Silke und ich, wir praktizieren es hier! Hoch an den Hängen und Felsen der Berge entlang zieht unsere Familie, vorne der Papi, dann die zwei Kücken und am Schluß unsere liebe Mami. In der Einsamkeit hier oben steigt das Gefühl der Zusammengehörigkeit in einem auf, und man wird sich bewußt, daß man hierhergehört auf diese Welt, daß man aber erst als Familie eine vollkommene Form der Natur darstellt, daß wir uns also in der idealsten Situation befinden, die einem auf dieser Erde zukommen kann. Und das tut unendlich gut.

Wieder daheim gibt eines Morgens ein Mann bei Silke ein kleines, in Zeitungspapier gewickeltes Päckchen ab, und Silke richtet mir aus, daß in dem Päckchen ein Hasenbraten sei und daß ich nachprüfen solle, ob das auch wirklich Hasenfleisch sei.

Der Anlieferer habe erzählt, daß er gestern abend im

‹Rössle› in Degersbach gegessen habe, daß ihm aber das vorgesetzte Wildbret gleich so komisch vorgekommen sei. Als dann noch ein Herr am Tisch bemerkte, daß es schade sei um diesen Hasen, denn der hätte noch manche Maus fangen können, da sei er sich fast hundertprozentig sicher gewesen, daß es sich um Katzenfleisch handle.

Silke ist ganz entsetzt, daß sowas in unserem Praxisgebiet vorkommt, und auch noch dazu im ‹Rössle›, von wo ich manchmal Ochsenmaulsalat mitbringe, weil die ihn so fein schneiden. Aber ich kann sie schnell beruhigen.

«Schau her», sage ich, «diese Rippen da sind breit und flach, das sind einwandfreie Hasenrippen! Katzen haben runde! Abgesehen davon aber, das macht heute keiner mehr! In der Kriegs- und Nachkriegszeit, da hat man das angetroffen. Da haben sie die geschlachteten Katzen in Tannenreis eingeschlagen, für ein paar Tage in den Boden vergraben und hernach mit einem erstklassigen Gout den ausgehungerten Gästen vorgesetzt. Außerdem», so beende ich meinen Vortrag, «war das ‹Rössle›, seit ich kontrolliere, immer eines von den am besten geführten Lokalen!»

Sie werden nun vielleicht denken, was denn ein Tierarzt wie der Pfeffer in einem Restaurant zu kontrollieren hat. Aber das verhält sich so, daß in Baden-Württemberg die Tierärzte als Sachverständige für Lebensmittel tierischer Herkunft eingesetzt sind und regelmäßige Kontrollen in den einschlägigen Betrieben durchzuführen haben. Dies hat einen sehr hohen Standard in bezug auf Qualität und Hygiene zur Folge, obwohl es natürlich immer wieder Anlässe gibt, einzugreifen. Wie letzte Woche zum Beispiel, wo ich hinter dem Ladentisch vom Fischgeschäft Nufigall entlangging und einen als Abwischlappen in Gebrauch stehenden Damenschlüpfer entdeckte.

Öfters erörtern Silke und ich noch aus unserem warmen, gesicherten Neste heraus die gewesenen Probleme unserer Ehe. Wir können uns das erlauben, weil beglückende Harmonie unser Verhältnis bestimmt, Harmonie der inneren

Zuwendung und auch Harmonie in unseren körperlichen Bezügen.

«Ideal wäre, wenn man seinem Partner die Möglichkeit geben würde, nach seinen eigenen Vorstellungen glücklich zu werden, und wenn man Liebe als wahres Ineinanderleben ohne Besitzansprüche auffassen würde», erkläre ich meiner Frau. «Berny sagte das, aber ich habe gemerkt, daß ich einer solchen Moral noch nicht gewachsen bin!»

«Ich auch nicht, Veith! Aber man müßte das anstreben! Überlege nur mal, ob es nicht gänzlich unmöglich ist, so etwas Ätherisches wie die Liebe in Reservate stecken zu wollen.»

«Du hast recht. Ich glaube sicher, daß es eine Weiter-, eine Höherentwicklung der Liebesmoral geben wird. Und einer solchen Erhebung müßte in erster Linie die Eliminierung der Eifersucht vorausgehen. Liebe im höchsten Sinne sollte Ergriffenheit sein mit der Seele, Berührung im Irrationalen und Aufnahme der vollen Wesenheit des anderen.»

«Mir ist klar, Veith, daß Seitensprünge heutzutage als nichts Besonderes mehr gelten, und wahrscheinlich läßt sich sowas in einer guten Ehe auch verkraften. Aber ein Dauerverhältnis, das macht einen fertig nach Strich und Faden. Oder nicht?»

«Genau! Ich weiß wahrlich nicht, wie Marion und Berny das schaffen. Aber bei ihnen klappt's, das ist eine Tatsache. Weißt du, was Berny neulich sagte? Es gehöre zu den bemerkenswertesten Vorzügen von Mann und Frau, sich immer wieder aufs neue verlieben zu können – in ihren eigenen Ehepartner! Dazu sei aber Voraussetzung, die Treppe der Erkenntnis zu ersteigen, deren Stufen da lauten: Lieben – Lernen – Lieben. Und es sei ein langes Studium, sagte er, das längste wohl, das es gebe. Und das Verlernenswürdigste dabei sei eben die Eifersucht.»

«Anhören tut sich das ja nicht übel, Veith, aber der Haken liegt dort, wo man diese Theorie in die Praxis umsetzen soll. Da, finde ich, ist viel wirklichkeitsbezogener, was dein

Kollege Wahl vor einiger Zeit mal zu mir sagte. Sein Rezept lautete schlicht und einfach: ‹Nur die zweijährigen Kindlein nicht ausgehen lassen, dann kriegt man keine Probleme.›»

In den Sommerferien dürfen Kai und Simone mit auf Praxis fahren. Beide interessieren sich sehr dafür. Und der Papi, der da alles kann und alles macht und dem die Bauern folgen, wenn er was sagt, und dem die Leute sogar Eier schenken und Wurstbüchsen, der ist ihr großer Held, und sie marschieren hinter ihm drein in die Ställe und sind stolz und wollen helfen und mitarbeiten.

Beide haben kleine Gummistiefel bekommen, und Silke hat ihnen Arbeitsmäntelchen genäht, so daß wir alle drei gleich gekleidet sind und die Bauern lachen müssen, wenn wir so ankommen. Sie dürfen schon die Arzneimittel in den Stall tragen, dürfen die Besamungsblocks ausfüllen und gelegentlich auch schon mal ihr Ärmchen in den Geburtsweg einer Kuh reinstrecken, wo man drin ein ungeborenes Kälbchen spürt, das wir dann anschließend herausziehen.

Ihr größtes Erlebnis hatten sie gestern vormittag, wo hintereinander vier Geburten waren, eine bei einem Schwein, eine bei einem Schaf, eine weitere bei einem Hund und die letzte bei einer Kuh. So vielgestaltig hintereinander treten die Probleme tierischen Geborenwerdens selten in Erscheinung. Bei der Kuh ging es dann noch extra spannend zu, was der Kai, wie ich heute zufällig mithöre, seinen Kameraden vor dem Hause mit den Worten erklärte:

«Mein Papi hat die Kuh mit dem Schwanz an die Decke gehängt!»

Ganz so schlimm war's natürlich nicht. Auf dem Einzelhof am Freßberg bei Wasserheim, wo ich früher mal ein Stall-Intermezzo mit der hübschen Jungbäuerin hatte, hm, konnte ein Rind, das zum erstenmal gebären sollte, das Kalb nicht herausschaffen. Der Kopf war da, aber dies war auch alles. Und so geht es nicht. Zuerst müssen die Vorderfüße kommen. Leider hat der Bauer die Sache erst recht spät bemerkt, und so ist Hals und Schulter des Kalbes fest

193

eingekeilt und selbst mit einer Epidural-Anästhesie kann ich's nimmer zurückschieben.

«Einen Flaschenzug brauche ich! Ist einer da?»

Er hat einen.

Jetzt müssen wir nur noch nach einem starken Balken an der Decke Ausschau halten, wo wir die Kette drüberführen können. O.k., auch ein solcher findet sich. Dem Rind binden wir ein Seil um den Hinterleib, und dann geht es ritsch ratsch, ritsch ratsch, und der Kuhschwanz schwebt der Decke zu. Auf diese Art ist es natürlich ein Kinderspiel für mich, und ich habe den Kopf vom Kalb im Handumdrehen drin und schiebe ihn weit zurück, hinab in die Tiefen, aus denen er vorwitzig schnell entwichen ist. Damit hat selbstverständlich auch das Rind seinen Kopfstand beendet und darf wieder runter von der Decke. Nun gehe ich ein mit meinem rechten Arm, greife durch das Becken, hole die Beinchen her und ziehe sie heraus und dann, eins, zwei, drei, steht das Kälbchen bereits in der Stallgasse und beginnt nach dem Euter seiner Mutter zu suchen.

So muß man sich zwischendurch auch mal was einfallen lassen, dann tut man sich leichter.

Übrigens, der Freßbergbauer ist seit einem Jahre schon Witwer. Seine lustige, zierliche Frau hat man an einem Tag im März zu Grabe getragen. Leukämie hieß ihr Schicksal, und es ging mir nahe.

Die Geburten reißen bei uns nicht ab. Ich weiß auch nicht, wie das kommt, aber zur Zeit haben wir pro Tag mindestens eine. In der letzten Nacht nun – der Toni hatte Dienst – telefonierte um drei Uhr der Hahn von Schiefertal, und eine Stunde später, um vier Uhr, werde ich selbst auch noch aus den Federn geholt. Diesmal ist der Toni der Anrufer, denn er blickt da anscheinend nicht durch bei der Geburt in Hahn seinem Stall.

Wie ich an Ort und Stelle bin, sehe ich aber gleich, daß der Toni es mittlerweile doch noch geschafft hat.

«Entschuldige Veith, aber ich war echt am Ende!» empfängt mich mein Partner. «Das war eine Torsio von 180 Grad, und wenn nicht alles täuscht, sind da Zwillinge drin.»

«Da hast du aber Dusel gehabt. Sowas aufdrehen, das ist mehr als ein Kunststück!» lobe ich ihn und füge an: «Dann zieh sie jetzt halt schnell raus, daß wir wieder ins warme Bett kommen!»

Der Toni greift rein, schnappt sich den ersten, zieht ihn herbei, und schon flutscht er heraus. Der zweite folgt wenige Minuten später. Aber auch eine Menge frisches Blut ist dabei, so daß der Toni schon wieder drin ist in der Kuh und schaut, was da los ist.

«Ein Loch, dorsal! Sieht aus, wie wenn ein Kälberfuß durchgestoßen hätte. Vielleicht beim Aufdrehen, daß da einer gezappelt hat! Verflixt!»

Der Hahn wird bleich, der Toni ist's schon. Da hat letzterer eine Idee.

«Veith, weißt du was? Jetzt machen wir einen künstlichen Vorfall, und wenn der Uterus nach außen getreten ist, nähe ich's zusammen, und dann stimmt der Laden wieder. Machst du mit?»

Natürlich mache ich mit, und es klappt sogar ausgezeichnet, nur mit dem Schnell-wieder-in-die-warmen-Betten-Kommen ist's natürlich Essig. Wie der Toni dann noch den Scheidenverschluß reinsetzt und ich so dabeistehe und ihn anschaue und wie ich dann auch mich anschaue, muß ich unwillkürlich denken, daß wir Tierärzte doch ein recht eigenartiger Haufen sind. Der Toni da, die lange, dürre Hopfenstange mit der dicken Hornbrille auf der Nase und dem Lederhut auf dem Kopfe, dazu noch in den viel zu kleinen Kleidern des Bauern – ein Bild zum Schießen! Ich selbst, ein Mensch mit dickem Bauche und mit halber Glatze stehe in einer überweiten, rotgummierten Geburtshose und mit nacktem, dichtbehaartem Oberkörper da. Eine Hopfenstange und ein Gorilla! Es ist der reinste Kollegenfasching, wenn man da zwei oder noch mehr von uns in ihrer Arbeitsmontur beieinandersieht. Jeder kostümiert sich

195

auf seine Weise. Es fällt mir ein, daß zu diesem Thema unlängst unser Eddy Wahl auch eine Illustration geliefert hat. Er wollte, wie er sagte, auf einem Dorfe in ein besseres Einfamilienwohnhaus rein, weil er dort nach einem Hund schauen sollte. Ein kleiner Bub öffnete, flüchtete aber sofort, als er den Tierarzt sah, und schrie erschrocken ins Haus hinein: «Oma, komm, ein Landstreicher!»

Individualisten lassen eben kein uniformes Bild zu, erst recht nicht, wenn sie Tierärzte sind.

Eines aber haben alle gemeinsam: Ihr Credo! Die Verpflichtung nämlich den vielfältigen Problemen gegenüber, welche Tiere selbst nicht lösen können. Die Tierärzte sind die Interessenvertreter der schweigenden Mehrheit auf jedem Hof, die Medizinmänner der ganzen Tiergemeinschaft jedes Bauern. Wie wir in der Morgenfrühe heimfahren, stehen diese Gedanken vor meinen Augen, und ich bin froh, daß ich eine so schöne Aufgabe mit meinem Berufe übernommen habe, daß ich jeden Tag denen, die so vollkommen hilflos sind, beistehen, ihre Not lindern kann.

Im Herbst ereignet sich ein Vorkommnis mit Seltenheitswert. Es fängt damit an, daß eine Frau an unserer Türe läutet, die in einer großen Tasche zwei junge Löwen drin hat. Es stellt sich dann heraus, daß die Frau von dem Zirkus ist, der augenblicklich in Schwipfingen gastiert, und daß ihre Raubkatzenkinder einen Hautausschlag haben.

Wir setzen die hübschen Jungtiere auf unseren Behandlungstisch, und sie lassen sich untersuchen und behandeln und haben gar nichts dagegen.

Aber wie wir fertig sind und die zweie wieder in der großen Tasche drinsitzen, sagt die Frau vom Zirkus, sie solle vom Direktor einen Gruß bestellen und er ließe mich bitten, auch nach einem seiner indischen Königstiger zu sehen, der nicht mehr fresse.

«Jetzt wird es interessant!» sage ich zu Silke, «endlich kommt mal etwas Abwechslung rein in das Gleichmaß unserer Verrichtungen!»

196

«Ich glaube, du hast sie wohl nicht mehr alle? Mir reicht es vollkommen, was sich jeden Tag bei uns abspielt. Laß du nur die Finger von diesem Tiger. Das ist äußerst gefährlich, und zudem verstehst du rein nichts davon!»

So ganz unrecht, vor allem mit dem letzten, hat die Gute da ja nicht. Aber trotzdem sage ich natürlich gleich zu, und die Kinder haben ein riesiges Hallo und wollen unbedingt mit, wenn ich am Abend hingehe.

Am Nachmittag aber telefoniere ich nach München zur Uni und nach Hellabrunn und spreche verschiedene Kollegen, die mit Zootieren Erfahrung haben.

Abends dann – den Toni nehme ich auch mit –, rücken wir kriegsstark an und genießen zunächst das Gefühl, zum erstenmal ohne zu bezahlen in einen Zirkus reinzumarschieren und vom Direktor persönlich empfangen zu werden.

Die gestreifte Riesenkatze, die uns dann vorgestellt wird, ist abgemagert und stellt die Rippen raus und geht mit funkelnden Augen hinter ihrer Gitterwand hin und her. Wie ich ihr einen Fleischbrocken vorwerfen lasse, da stürzt sie sich drauflos, wie wenn sie einen Mordshunger hätte, aber dann knabbert sie nur kläglich dran herum und kriegt nichts rein in ihr Maul.

«Zähne?» meint der Toni.

«Ja, Zähne! Schau mal!» Gerade öffnete der Tiger sein Maul ein bißchen weiter, «hast du's gesehen?»

«Dem steckt ein Knochenstück zwischen den Zähnen!»

«Klar! Und da reibt's ihm bei jedem Beißversuch das Maul wund!»

«O.k. Also den packen wir!»

Und zum Direktor gewandt, sage ich:

«Rein ins Laufgitter mit ihm! Und dann vorne und hinten zumachen, ihn einklemmen, damit ich ran kann zum Spritzen.» Und während der Toni vom Auto holt, was wir brauchen, schaue ich, daß sie den Burschen auch gut festkeilen. Gut, daß ich heute mittag so viel Zeit darauf verwendet habe, um zu telefonieren; so weiß ich ganz genau, wie's laufen muß. Und es läuft. Der wilde Bursche fällt binnen kurzem in einen tiefen Schlaf. Doch bevor ich zu ihm reingehe und ihm im Maul rumfummle, pikse ich ihn mit meiner Nadel erst mal noch recht kräftig und tief in seinen Schenkel, nicht daß er vielleicht nur so tut und es ihm hinterher einfällt, den Onkel Veith, wenn er sich dumm anstellt, ein wenig zu verspeisen. Aber der Herr des Dschungels ist weggetreten. Der Toni und ich betreten die Arena. Wir haben indes von jetzt ab keine Probleme mehr. Es ist wie bei einem größeren Hund. Toni klemmt ein Stück Holz zwischen die Backenzähne, damit das Maul weit geöffnet ist, und ich packe mit der Zange das eingeklemmte, stinkende Knochenstück, rucke daran herum, bis ich es gelockert habe und ziehe es heraus. Jetzt brauchen wir nur noch die entzündete Maulschleimhaut zu behandeln, und dann ist's geschehen.

Wie haben wir das gemacht? Stolz wie die Spanier schreiten wir von dannen. Was sind wir für Kerle! Und in den Taschen haben wir alle jede Menge Freikarten. Ein anderes Honorar können die Zirkusleute nicht geben. Sie müssen froh sein, wenn sie sich halbwegs über Wasser halten können. Am nächsten Tage gehen wir alle zusammen in die Abendvorstellung. Für die Kinder ist das ein großes Fest, und die Simone kann es gar nicht erwarten, und sie frägt in einem fort, wann jetzt endlich dem Papi sein Tiger drankommt, weil der ja durch den Feuerreifen springen muß.

Zirkusreifes erlebte ich neulich auch zuhause.

Sie wissen ja, bei Silke und mir ist seit dem Tage, an dem mir die Stute die Arme brach, alles bestens, was Intimbeziehungen anbetrifft. Nur leider, das mußte ich schlucken, ohne ‹Verhüterli›, wie die Schweizer dazu sagen, ist nichts zu machen. Kinder wollen wir keine mehr, und der springende Punkt in dieser Sache ist der, daß Silke mir nachsagt, ich sei leichtsinnig, was das betrifft.

«Du kümmerst dich um keinen Kalender, und auf dich ist auch kein Verlaß, wenn's dich packt und du raussollst.»

Na ja, ich will ehrlich sein, ein bißchen hat sie schon recht, meine Silke, wie meist.

Nun aber zur Sache. Neulich mal, am Vormittage, wie ich gerade zwischendurch nach Hause komme und Silke allein ist, bekomme ich mit einem Male mordsmäßig Lust, wie ich sie da vor mir mit ihrem Hüftgang gehen sehe, und ziehe sie geschwind ins Schlafzimmer. Das hat sie zwar nicht so gerne, so auf die schnelle Tour, so zwischen Tür und Angel, wie sie sagt, aber sie macht mir die Freude, und lachend balgen wir uns auf den Betten.

Doch kaum sind wir richtig in Aktion, da hören wir, wie's an der Haustüre schellt.

«Hol's der Teufel!» Mich packt die Wut.

«Das wird die Paketpost sein, da kommt der Impfstoff, auf den du wartest!»

«Bleibe, ich nehm's nur schnell ab!»

Ich also runter und rein in die Hose und an die Haustüre, mit dem Aufgestülpten, versteht sich. Nichts ist's mit Paketabnehmen, unterschreiben und schnell wieder rauf zu Silke: ein älterer Herr mit einem Hund, verflixt und zugenäht!

«Ja, was ist?» sage ich unfreundlich.

Und dann muß ich mir eine lange Geschichte anhören von diesem Heino da, der schon seit drei Wochen krank ist. Ich bin absolut nicht in der Stimmung dafür, und untenrum habe ich so ein komisches Gefühl, denn die Spannung hat nachgelassen und Silke höre ich bereits wieder in der Küche arbeiten, so daß ich mich innerlich grün und blau ärgere. Sehen Sie, das sind so die Schattenseiten des tierärztlichen Berufes!

In unserer Gemeinschaftspraxis haben wir es so eingerichtet, daß jeder jeden zweiten Sonntag ganz frei hat. Im Winterhalbjahr können wir uns daher richtig gemütliche Sonntagnachmittage erlauben, an denen ich das Kaminfeuer in unserer großen Stube anzünde und wir uns in unsere Sessel vergraben und Silke Romane liest und ich mich mit meinen philosophischen Schriften abgebe. Denn in letzter

Zeit sieht man mich viel in den Buchhandlungen. Ich suche mir dort Neues aus und suche mir Altes aus, und an den Sonntagen, an denen die Scheiter knistern und ein Hauch von Lagerfeuerromantik in unserer Stube ist, da prüfe ich die Gedanken der anderen.

Auch was Erich geschrieben hat, gibt mir noch zu denken. Ich solle die Füße auf dem Boden lassen, hatte er gemeint. Da ergibt sich aber sogleich eine neue Fragestellung: Was dürfen sie dort, was sollen sie dort? Denn ohne Zweifel stehen sie augenblicklich am Kreuzweg der Wohlhabenheit, einem Punkte, der verführerisch und gefährlich scheint wie wenige. Denn ich sehe vielerlei Richtungen, denen ich folgen könnte.

Das Nächstliegende wäre, in Zufriedenheit zu verfallen, in gemütliches Dahinleben, in braves Bürgertum, ausgelegt auf das Durchschnittliche, ohne störende Ambitionen.

Eine weitere, sehr oft gewählte Richtung an diesem Kreuzweg der Wohlhabenheit ist es, dem beruflichen Ehrgeiz freie Bahn zu geben. Denn man verfügt jetzt über jede Menge Expansionspotential und man ist topfit, man kann die Ärmel stürmen und die Muskeln spielen lassen. Wenn man sich jetzt hineinknien würde, könnte man ein ganz Großer werden. Vielleicht mit einem Assistenten, vielleicht mit zweien, vielleicht mit einer Klinik sogar. Aus der Dutzendware Landtierarzt könnte so ein glänzender Stern am beruflichen Himmel werden. Macht und Reichtum, schnell könnte man sie in Händen halten.

Endlich, so will es mir scheinen, besteht für einen Mann am Kreuzweg der Wohlhabenheit aber auch noch die Möglichkeit, sich für eine ganz andere Marschrichtung zu entscheiden. Diese führt weg vom Vordergründigen, weg von Ehre und Geld – hin zur Persönlichkeitsbildung, zu innerem Reichtum, zum Vorstoß in kosmische Bewußtseinsbereiche.

Welchen von diesen Wegen wird der Tierarzt vom Schwipfinger Ländle einschlagen?

Im Laufe des Winters bringe ich es zu Papier.

Meine Ansicht ist, daß jedermann in seiner ersten Lebenshälfte mit Eifer versucht, äußere Güter zu sammeln. Spätestens aber in der zweiten sollte man mit genau so großem Eifer nach inneren Werten streben. Je früher man den Wendepunkt erreicht, desto besser.

Wenn einer also wie ich vom Weine der Zeit schon soviel getrunken, steht es ihm gut zu Gesichte, vom Marktplatz des Lebens ein wenig zurückzutreten und dafür seine Bemühungen darauf zu richten, Geist und Seele zu profilieren.

13 Harmonie

Im Januar, an einem Samstagabend, sind wir bei unserem Freund Franz Moravetz, dem Humanmediziner, eingeladen, zusammen mit dem Toni und seiner Frau. Auch der Forstrat Munz mit seiner Gattin ist anwesend, und jener beginnt alsbald damit, dem Franz zu erzählen, wie der Toni neulich seinen Saufaß, seinen Rauhhaardackel, operiert habe, dem bei einer Treibjagd ein Schütze versehentlich eine Ladung Schrot in den kleinen Leib geschossen habe. Vierunddreißig kleine Kugeln, hervorgeholt aus den Tiefen aller Körperregionen, hätten nach den Eingriffen auf dem Tisch gelegen. Dem Franz darf man aber mit so etwas gar nicht kommen, denn er ist der größte Fachsimpler, den man sich denken kann. Und im Toni findet er einen eifrigen Partner, obwohl ich diesem immer beibringen will, daß sich das in Gegenwart von Damen überhaupt nicht schickt. Aber gewisse Typen sind da rein gar nicht zu bremsen.

Von dem Schrot kommt der Toni auf den Unterkieferbruch, den er mit Drahtschlingen geheilt hat, von dort auf Gebißsanierungen.

Jetzt greife ich aber ein, indem ich versuche, das Gespräch auf das Kochen zu bringen, und deshalb die Frage an die Frau des Jägersmannes richte, wie sie denn als Spezialistin auf diesem Gebiet Hasen- und Rehbraten macht und wie Fasan und Rebhuhn. Jedoch die Männer sind so engagiert bei ihrem Thema, daß sie unbeirrt, wie wenn nur sie alleine da wären, weiterreden.

«Als Arzt für Allgemeinmedizin», ist gerade der Franz wieder an der Reihe, «muß ich mich ebenfalls in allen Fachgebieten auskennen, aber ihr Tierärzte, ihr scheint ja geradezu die Inversion von ‹multum non multa› zu sein!»

202

Aber nicht nur mit Moravetzens kommen wir zusammen, sondern auch mit unseren Ehemaligen, mit unseren Verflossenen. Da waren wir bei Holgers Hochzeit zu Gast und haben seine hübsche Frau kennengelernt. Da haben Silke und Marion ein gemeinsames Hobby entdeckt und gehen miteinander in einen Kurs der Volkshochschule. Mit Berny unterhalte ich mich viel, denn so alle paar Wochen unternehmen unsere beiden Familien etwas Gemeinsames. Entweder fahren wir nach Stuttgart ins Theater oder besuchen eine Ausstellung oder einen Vortrag oder sonstwas Kulturelles. Manchmal gehen wir auch nur irgendwohin, um gemütlich zu essen und zu plaudern. Marion streichelt mir, dem Verlorenen, oft übers Haar, wie eine Mutter ihrem Sohn. Doch wenn wir uns treffen oder beim Auseinandergehen, da nehmen wir uns richtig in den Arm und küssen uns. Und das tun wir, ganz gleich, wer dabei ist oder wer zuschaut. Da kennen wir nichts, denn die einen, die's angeht, die haben nichts dagegen, und die's nichts angeht, brauchen wir nicht zu fragen.

Was den Fasching betrifft, so gehe ich in den letzten Jahren meist mit Silke zum Kehraus in den ‹Adler›.

Auch heuer halten wir das so. Wir tanzen ein paarmal miteinander und unterhalten uns dann an den Tischen. Den Tierarzt Pfeffer und seine Frau kennt ja inzwischen ein jeder, und so wird es uns überhaupt nicht langweilig. Wir sind den ganzen Abend am Quasseln und wechseln da ein freundliches Wort und dort eines mit den vielen unserer Bekannten.

Auch der Stricker selbst sitzt eine Weile zu uns her, und er sagt, daß er sich freut, weil es heute wieder so voll ist und weil so viel Sekt getrunken wird.

«Des einen Freud, des anderen Leid!» erwidere ich.

«Wissen Sie, Herr Stricker, was der Bacher, der Metzger Bacher, am letzten Schlachttag verärgert ausgerufen hat, weil er statt seinen üblichen fünf Schweinen nur zweie hat hinhängen können? ‹Herr Doktor›, hat er sich beschwert,

203

‹das bißchen Fressen, das die Leute in dieser Woche vor dem Rosenmontag noch brauchen, das könnten sie auch voll saufen!›»

Der Strickerin, der unförmigen, bereite ich eine Extrafreude, indem ich sie um einen Tanz bitte. Sie kann ja kaum mehr gehen, geschweige denn tanzen, aber sie freut sich dennoch, wie wir beide jetzt auf der Tanzfläche stehen und uns unterhalten. Unsere Differenzen von damals, als ich mit ihrer Stallmagd Lenchen vom Heuboden fiel und sie mir daraufhin mein Zimmer kündigte, haben wir vor Jahren schon in den Fluß des Vergessens geworfen, und seit langem bin ich für sie wieder, was ich einstmals war, ein bißchen ihr eigener Sohn. Und ich sitze auch stellvertretend für diesen immer wieder einmal in der dämmrigen Wirtsstube am Nachmittage, wenn sie wie damals, als ich zum erstenmal hier hereinkam, auf der Bank sitzt und ihre Mangel betätigt.

Auch beim folgenden Vorkommnis erfahre ich, wie angenehm es ist, wenn man mit seiner Umwelt in Harmonie lebt. Denn freundliches Verhalten zu allen, mit denen man zu tun hat, erleichtert auch das berufliche Geschehen, wie hier die Zusammenarbeit von Bäuerin, Tierarztfrau und Veterinärrat.

In einer dunklen Sommernacht, nur die Leuchtkäferchen geistern durch Büsche und Bäume, ist der Weigeles Bernhard, der Albhofbauer, auf dem Heimweg. Er trägt ein altes Aktentäschlein unter dem Arm und schreitet eben durch die letzten Büsche am Bergrand, wo vor ihm bereits die Lichter seines Hofes zu sehen sind.

«Jetzt pressiert's wohl!»

Erschreckt fährt der Albhofbauer zusammen, doch gleich erkennt er die Stimme aus der Dunkelheit: der Oberförster. Und da vermeint er auch einen Schatten zu erkennen mit einem Gewehr.

Schnell, schnell an ihm vorbei.

Wenn es nicht so rabenschwarz gewesen wäre, hätte man

ein Lächeln auf dem Gesicht des Rufers sehen können und einen bösen, verärgerten Blick beim nächtlichen Wanderer. Wortlos setzt der, und eilender noch, seinen Weg fort. Wie ein Spuk, so schnell ist jeder für den anderen wieder verschwunden. Der Forstmann lächelt noch immer, und er denkt bei sich, mit dem Bernhard, dem alten Kracher, wird's auch nicht mehr besser. Geht der doch heute mit seinen zweiundsechzig Jahren noch jede Woche einmal rüber zur Regina, zur Holzhofbäuerin. Eine volle Stunde muß er da rechnen für einen Weg, und seine Tasche muß er tragen mit Honig drin und Wurstbüchsen, auf dem Hinweg nur, versteht sich.

In schlechter Stimmung, denn wem macht das schon Spaß, bei solchen Unternehmungen beobachtet zu werden, ist der Weigele jetzt auf der Baumwiese hinter seinem Stall angelangt. Da hebt urplötzlich ein Riesenspektakel an, und die beiden Hofhunde, der Karo, der am Wohnhaus angebunden ist, und die Afra am Stall drüben, bellen, was rausgeht. Der Bernhard ist mit einigen großen Sätzen heran, aus dem Stall kommt sein Sohn gerannt, vom Küchenfenster runter schreit seine Frau, und da endlich sieht er, wie ein Fuchs seinen Karo anfällt und wie ein wilder Kampf im Gange ist. Schnell läßt der Bauer die Afra von der Kette, die sich sofort von hinten mit gefletschten Zähnen auf den Eindringling stürzt, und sein Sohn steht mit der Mistgabel bereit, und er selbst hat inzwischen einen Prügel ergriffen. Aber der Fuchs dreht und windet sich mit der Afra so schnell, daß die Männer mit ihren Waffen nicht zum Zuge kommen. In einem günstigen Moment jedoch holt der Bernhard aus und trifft den Fuchs ins Kreuz. Der aber packt noch einmal zu, ein letztes Mal, und verbeißt sich dabei in den linken Schuh des Bauern. Jetzt tritt die Mistgabel in Aktion, und sie beendet den Tumult augenblicklich.

«Ums Himmels willen, Vater!» Die Bäuerin kommt die Treppen vom Wohnhaus heruntergestürzt. «Hat er dich erwischt? Die Füchse haben doch alle die Tollwut!»

Aber der Bernhard denkt, daß er Glück gehabt hat, denn ihm, dem ‹Täschlesträger›, wie die Leute sagen, ist nur ein Reißzahn ganz durchs Schuhleder durch und nur die große Zehe hat eine unbedeutende Verletzung abbekommen. Dagegen bluten die Afra und der Karo, die es am Kopf und Hals abgekriegt haben, ganz schön.

«Ruf dem Tierarzt an, Weib, los!»

«Aber dein Fuß!»

«Das ist nicht der Rede wert, sowas heilt von selbst!»

«Aber die Tollwut!» Ängstlich und bittend schaut die Bäuerin ihren Mann an.

«Mach jetzt endlich, was ich gesagt habe!» kommt es barsch, und der Bernhard schlüpft wieder in seinen Schuh, während der Sohn den an der Gabel aufgespießten Fuchs auf die Miste wirft. Kurz darauf hat Silke dic höchst erregte Frau Weigele am Apparat. Sie erfährt durch eingehendes Nachfragen den ganzen Hergang bis ins einzelne und weiß sofort, daß sie mich da gar nicht hinschicken braucht.

«Sie haben ganz recht, Frau Weigele, da besteht hochgradiger Verdacht auf Tollwut! Ihr Mann soll sofort einen Arzt aufsuchen, und wenn's auch mitten in der Nacht ist. Denn wenn das Virus einmal sich breitgemacht hat im Körper, dann ist's aus; dann stirbt man und nichts kann einem da mehr helfen. Was ihre Hunde anbetrifft und den Fuchs selbst, so rufe ich jetzt umgehend unseren Regierungsveterinärrat an, der in solchen Seuchenfällen zuständig ist.»

Gut die Silke, nicht? Sie bringt sofort die ganze Serie der erforderlichen Aktivitäten ins Rollen. Und so geschieht es, daß der Weigeles Bernhard vom Albhof noch in dieser Nacht ins Kathrinenhospital nach Stuttgart eingeliefert wird und der Fuchs bereits am nächsten Morgen im Staatlichen Tierärztlichen Untersuchungsamt auf dem Sektionstisch liegt. Die treuen und tapferen Hofhunde aber, die Afra und der Karo müssen ihr Leben lassen, denn schnell ist ermittelt, daß im Gehirn des roten Freibeuters die typischen Anzeichen einer Tollwuterkrankung vorhanden sind.

Wie ich's dem Toni erzähle, sagt er, daß ihn das gar nicht wundere, denn im letzten Jahre, so habe er gelesen, seien von den zweitausend Tieren, die allein in der Bundesrepublik an Tollwut verendet sind, achtzig Prozent Füchse gewesen, und er fügte hinzu:

«Das größte Handikap für uns bei der Tollwut ist, daß unsere Hunde und Katzen gar keine solchen Erscheinungen zeigen, wenn sie Tollwut haben, wie dieser Fuchs vom Weigele. Erst neulich habe ich so eine Katze auf dem Arm gehabt, weißt du, die vom Banzhaf drunten, und sie schnurrte und war ganz normal, und nach zwei Tagen kam ein positiver Befund! Wir gehen da jeden Tag ein ganz schönes Eigenrisiko ein. Aber ich sehe schon, du lächelst!»

«Toni, wir sind's doch gewohnt. Geht doch kein Tag rum, ohne daß wir auf dem Hochseil stehen und mit den erlernten Schritten den Weg eines Tierarzttages zurücklegen, ohne Netz, hoch über dem Abgrund der beruflichen Gefahren. Das ist unser Alltag, das ist unser Leben!»

«Das klingt mir zu frivol, Veith, mir wäre es viel lieber, wenn die Leute ihre Hunde und Katzen jährlich einmal schutzimpfen lassen würden, dann müßte meine Frau nicht immer solche Angst ausstehen!»

In den Sommerferien brauchen wir diesmal gar nicht lange überlegen, wo wir hinsollen, denn wir haben eine Einladung nach Venedig bekommen. In memoriam ‹Diavolo› und zur Besichtigung seines weißen Grabmals im Hotelpark, stand da im Brief geschrieben.

Und so füttern alsbald Kai und Simone auf dem Markusplatz die Tauben, während Silke und ich uns an den Bildern des Markusdomes belustigen, auf denen dargestellt ist, wie die Venezianer ihren Heiligen in Alexandria gestohlen haben. Dann leihen wir uns Fahrräder aus und radeln kreuz und quer über unsere Insel und haben eine große Freude alle miteinander.

Am Strand dürfen die Kleinen, die nicht mehr gar so klein sind, den Papi im Sand einbuddeln, bis nur noch die Nasenspitze rausschaut, und dann wieder schwimmen wir alle zusammen aufs Meer hinaus. Es sind herrliche Tage, und braungebrannt und gutgelaunt landen wir wieder daheim in unserem Schwabenländle.

Am Samstag abend sind wir heimgekommen und heute, am Montag, am Hauptschlachttag, bin ich gerade beim Metzgermeister Kurz, dem Lammwirt, und nehme meine fleischbeschaulichen Aufgaben wahr. Es hat sich ja vieles geändert, seit ich hier angefangen habe, seit damals der Auinger Gustav die Kuhkette hat vor meinem Gesicht kreisen lassen. Die Betriebe sind alle renoviert worden, und aus den dunklen Schlachthäusern und Wurstküchen sind weißgekachelte Räume mit großen Fenstern und modernen Maschinen geworden.

Während ich nun in weißem Mantel und weißem Schurz dastehe und mit meinem großen Messer in die der Reihe nach aufgehängten zehn Lungen, Herzen und Lebern schneide und das Untaugliche nach links in den Eimer werfe und die Lebern zum Ausschneiden nach rechts auf den Tisch, tritt der ‹flotte Robert› herzu, der Geselle vom Kurz, und zeigt mir seinen Arm, der geschwollen ist. Der ‹flotte Robert›, das müssen Sie wissen, der ist ein bißchen ein Spinner, denn er trägt im linken Auge ein Monokel und fährt einen Porsche, einen schrottreifen zwar, aber egal, er fährt einen.

«Rotlaufverdacht, Robert, sofort zum Arzt gehen! Wo hast du denn das her?»

«Vor ein paar Tagen habe ich gefallenhalber meinem Nachbarn seine kranke Sau geschlachtet, und die hatte Platten auf dem Rücken!»

«Dann ist der Fall klar. Und die Fleischbeschau habt ihr wohl als überflüssig angesehen, was? Da könnt ihr euch auf einiges gefaßt machen!»

Nachher, wie ich in der Ladenstube sitze und meine Trichinenschau mache, sagt der Kurz, daß er vom flotten Robert jetzt endgültig genug habe. Den werfe er jetzt sofort

208

raus. Erst neulich habe es mit dem Kerl Ärger gegeben, als er in der Nacht ins Zimmer vom Lehrmädchen reinwollte und da schon der Lehrbub drinlag. Dem sei er dann mit dem Messer nach.

Während ich solch abenteuerlichen Berichten lausche, bringt die Frau Kurz Kaffee herein und Butterbrezeln. Das hat sich im Laufe der Zeit so eingespielt, und der Chef sitzt dann zu mir her, und während ich meine Präparate vorbereite, erzählt er mir das Neueste von der Innung und von den Sonderangeboten und von den Preisen an den Schlachthöfen. Heute hat er ausnahmsweise noch eine Geschichte auf Lager, die neulich drüben im Remstal passiert sein soll.

Ein Fleischermeister habe da als Neueinführung Saiten mit Majoran angeboten, und da der Absatz sehr gut war, habe er nach einigen Wochen den Preis etwas angehoben. Darauf sei er von einer jungen Frau ob dieses Aufschlages zur Rede gestellt worden, und er habe ihr dann erklärt:

«Die Würste in den ersten Wochen waren zum Einführen! Deshalb waren sie so preisgünstig.»

Darauf die junge Frau:

«O je, und wir haben sie gegessen!»

Ich sagte es ja schon, auch im Paradies gibt es Sehnsüchte! Das ist eine Erfahrung, die jeder machen kann, und anders ausgedrückt heißt das: Wunschloses Glück ist Stundenglück! Man kann dies bedauern, kann es beklagen, aber man kann es nicht übersehen.

So schleichen auch um mein Haus, das für mich der Inbegriff ist für Zufriedenheit und Harmonie, die Geister der Versuchung. Beispielsweise in der Nacht. Da bekomme ich in letzter Zeit bald jede Woche so gegen 23 Uhr einen Anruf von einer Pferdebesitzerin, die ein Pferd mit Kolik hat. Das erstemal stimmte es ja auch mit der Kolik, aber danach, bei den übrigen Konsultationen, stand die Stute dösend in ihrer Box, und es fehlte ihr nicht das geringste. Anders ihrer Herrin, die Cognac bereitgestellt hatte und mit mir, Stroh und Pferdedecke und Sattel als Unterlage, ein rustikales Abenteuerchen suchte. Bei solchen Anlässen, die Herren werden mir zustimmen, haben es die Männer schwer. So ein Fall ist fast vergleichbar mit ‹höherer Gewalt›. Und liebt einer noch dazu das Unbekannte, so neigt er ohnehin zu leichtfertigen Entschlüssen. Aber jetzt, wo ich durch viele Einsichten geprägt zu sein glaube, kann mir eigentlich nichts mehr passieren. Für mich besteht die Alternative meiner früheren Jahre nicht mehr, die da lautete: Freies Spiel der Geschlechter oder lebenslänglich. Trotzdem frage ich mich oft, ob man es denn wirklich niemals satt hat, die Marionette der Hormone zu sein, ob die Torheiten der Liebe einen bis ans Lebensende begleiten.

Einfach gelagert ist das Dasein bestimmt nicht. Doch ich, für meinen Teil, fühle mich geborgen, mir kann nichts mehr passieren. Ich bin in Silkes Obhut, und sie versteht mich und hat mich lieb.

Ganz hinten im Hasental, dort wo die Serpentinen auf den Grasberg raufgehen, zweigt ein Feldweg ab, hinüber zum Merzingerhof. Dieser ist einer der größten weit und breit, und daher kann man ihn auch nur mit Personal bewirtschaften. Das heißt soviel, daß der Merzinger einen Knecht hat und dazuhin noch zwei Rentner, die täglich kommen und mithelfen. Auch im Hause ist noch eine weitere Kraft tätig.

Was den Knecht betrifft, so ist er ein gutmütiger Kerl, aber mit dem Denken, da hapert's ein wenig bei ihm. Die Bäuerin dagegen ist absolute Spitze und hat ihren Hof enorm im Schwung. Ich sage absichtlich sie, denn er hat nichts zu sagen. Und diese Frau Merzinger stellt auch die große Ausnahme dar unter allen mir bekannten Bäuerinnen im Schwipfinger Ländle. Denn sie, die gleichermaßen Resolute und Attraktive, hat noch nie einer ohne perfektes Make-up gesehen. Dazuhin tritt sie einem bereits eine Stunde nach der morgendlichen Stallarbeit modisch gekleidet und mit gepflegter Frisur entgegen, was ja keiner für möglich halten würde, der sich in der Landwirtschaft und speziell in den vielfältigen Funktionen einer Bäuerin auskennt.

Nun also, auf dem Merzingerhof hat der Toni neulich zu tun, Sterilitätsbehandlungen, Trächtigkeitskontrollen,·kümmernde Jungtiere und was eben so alles gemacht wird, wenn man auf einem abgelegenen Hof ist. Eine ganze Stunde etwa dauert sein Besuch und dann kommt er heim, weil er jetzt mit allem durch ist, was auf seinem Zettel stand und weil es auch schon lange Nacht ist.

Aber zwei Stunden später hören wir drunten in Schwipfingen Martinshörner gellen, und eine Sirene heult aus Richtung Hasental, und wie ich zum Fenster rausschaue, sehe ich rechts vom Grasberg einen hellen Schein am Himmel und rufe:

«Da brennt's! Das ist im Hasental! Entweder im Degersbacher Bahnhof oder auf dem Merzingerhof!»

Und dann alarmiere ich den Toni, der ganz betroffen ist, weil er, wie er sagt, noch vor zwei Stunden bei beiden war, erst beim Bahnhofbauern und dann bei Merzingers. Wir laden unsere Wagen mit speziellen Medikamenten für Verbrennungen und fahren auf der Stelle los.

Wie wir ins Hasental einbiegen, gibt's keinen Zweifel mehr; das ist der Hof der modischen Bäuerin, der da in den schwarzen Himmel loht. Das ganze große Stallgebäude steht in Flammen. Im Dachstock, wo die Futtervorräte lagern, qualmt und dampft es, und die Dachplatten sausen durch die Gegend, und man sieht durch brennende Türen in den Stall hinein, wo in den züngelnden Flammen noch Kühe stehen, angebunden an ihren Eisenketten, und die Hölle aushalten, bis sie sterben. Niemand kann da mehr hinein. Das Krachen und Knistern des Feuers, das Einstürzen einzelner Gebäudeteile, das Schreien von Menschen und Tieren, die Hitze und der Gestank dieses Riesenfeuers in der Nacht sind ein schauriger, schockender Eindruck, und der Toni ist ganz außer sich und bringt kein Wort heraus.

«Was ist? Was hast du?»

«Mensch, ich war doch da. Und bevor ich angefangen habe, hat mich die Chefin herumgeführt auf dem ganzen

Hof, hat mir ihre Hundezucht gezeigt und in der Scheune hinten den Esel, den sie gekauft hat, und wir haben uns prima unterhalten, und ich habe dabei Zigaretten geraucht. Verstehst du, Kippen! Mir ist schon richtig schlecht.»

«Rede keinen Unsinn! Du wirst jetzt gleich auf andere Gedanken kommen, denn du wirst dir jetzt ein paar Leute nehmen, mit ihnen das ganze Gebiet um den Hof absuchen und alles Vieh, das ihr findet, runtertreiben zum Bahnhof. Dort werden wir sie unterbringen und behandeln. Ich fahre voraus und richte das ein. Klar?»

Zuerst aber spreche ich noch mit den Merzingers, die total fassungslos sind, und dann rufe ich noch den Lammwirt an, daß er mit seinem Viehanhänger kommt, denn einiges wird man auch gleich schlachten müssen.

Wir haben alle Hände voll zu tun und kommen erst gegen Morgen zu Bett. Aber kaum liege ich, da ruft der Toni herüber, daß ein Streifenwagen von der Polizei bei ihm ist und daß man ihn mitnehmen will, weil er im Verdacht steht, mit seinen Zigaretten den Brand auf dem Merzingerhof verursacht zu haben. Sauber, sauber! Mit der Bäuerin poussieren, die Lungen kaputtmachen und hernach noch den Hof anzünden, Mann, sowas habe ich gerne! Aber das denke ich nur, sagen tue ich etwas ganz anderes.

«O. k., Toni, gib eben das Zeug zu Protokoll, dann bist du in einer Stunde wieder hier, alles klar!»

Aber recht wohl ist mir nicht, und ich stehe deshalb auch gleich wieder auf und fahre nochmals raus ins Hasental und sehe mich bei Tageslicht gleich mal genauer um.

Da sieht's aus! Grausam, kann ich Ihnen sagen! Obwohl der Stall nur mehr eine wassertriefende Ruine ist, schlagen immer wieder Flammen aus den Trümmern; Rauch zieht in Schwaden herum, und es ist dieser ekle Geruch nach Verbranntem in der Luft, den man oft noch nach Tagen in der Nase hat.

Die Leute von der Brandwache kennen mich alle, und so kann ich ungestört herumgehen. Man hat mir gesagt, daß es zuerst im Westeck vom Stall zu rauchen anfing, und dort seien Preßstrohballen gelagert gewesen. Von diesen Ballen finde ich natürlich nichts mehr vor, aber mit einer Holzstange schiebe ich die Asche beiseite und die Dachplattenteile und vom Verputz, was da herumliegt, und ich stochere herum und weiß im Grunde gar nicht, nach was ich eigentlich suche. Da stößt meine Stange unter dem verbogenen Blechstück einer Dachrinne auf ein kleines Metallgebilde, und wie ich dieses näher betrachte, da leuchten in meinem Gehirn rhythmisch alle Birnchen auf, wie wenn einer im Kegeln ‹alle Neune› hat. Wissen Sie, was ich gefunden habe? Einen Kerzenhalter! Kommen Sie mit? Da steckt einer eine lange Kerze drauf, stellt ihn an einen günstigen Ort, wie zum Beispiel zwischen Strohballen, und zündet die Kerze an. Wenn sie dann nach Stunden soweit herabgebrannt ist, daß die Flamme das Stroh erreicht, das dort angehäuft ist, dann geht's los. Inzwischen aber sitzt der Täter schon stundenlang in einer Wirtschaft und hat demzufolge ein Klasse-Alibi. Nur, die Schlauen stellen die Kerze ohne den Kerzenhalter hin. In diesem Falle aber gibt der Kerzenhalter einen Anhaltspunkt, wer's gewesen sein könnte. Auf alle Fälle ist der Toni jetzt aus dem Schneider, und er atmet hörbar auf, wie ich ihm von meinem Fund berichte, denn auf der Wache haben sie ihn anscheinend ganz schön in die Mangel genommen.

Zwei Tage später wußte jeder im Schwipfinger Ländle, warum der Merzingerhof abgebrannt war. Der arme Vinzenz hatte es getan, der kleine Knecht, der einsame Mensch, der mit dem schwachen Denkvermögen, er, dessen heimliche Liebe seiner Herrin gegolten hatte.

Die aufregende Erscheinung seiner Bäuerin hatte sein einfaches Denken gefangengenommen. Unbeholfenen Geistes wie er war, hatte er schon vor Wochen vor ihrem Schlafzimmer auf den Boden onaniert und dafür von seinem Bauern eine gehörige Tracht Prügel bezogen, als deren Folge er dann für zwei Tage verschwand. Er trieb sich in der

213

Gegend herum, schlief einmal im Wald und einmal in einem Wartesaal, und eines Morgens stand er, ohne ein Wort zu sagen, wieder im Stall, fuhr den Mist hinaus und fütterte. Jetzt, als es nochmals geschehen war, rächte er sich.

Und schon geht es wieder in den Winter hinein. Meine Beschäftigung mit Außeralltäglichem nimmt an Umfang zu, und ich stelle fest, daß man die Weisheit nicht nur aus Büchern saugen kann, sondern daß das Leben selbst frei Haus jede Menge an Hinweisendem liefert. Nur auf das Verwerten kommt es an. Denn vom Angebot kann man Kenntnis nehmen oder auch nicht. Man kann grasfressender Rinderkopf sein oder auch nicht! Und damit meine ich eine Vegetationsform, deren gänzlichen Bereich man in einem Sätzchen zusammenfassen kann:

«Wachsen und welken und greifen nach Vergänglichem.»

So also studiere ich mich wieder mal selbst und merke, daß ich bislang hauptsächlich damit beschäftigt war, möglichst viel vom Menschlichen, vom Allzumenschlichen, zu erfahren. Ich denke, zur Genüge habe ich das nun getan, diesen einen Sektor meiner Umwelt zu betrachten. Jetzt wird es allerhöchste Zeit, mich von dieser einseitigen Befangenheit zu lösen und den größeren und wichtigeren Bezirk ins Auge zu fassen, nämlich die Allnatur des Kosmos.

Am Kreuzweg der Wohlhabenheit habe ich mich für inneren Reichtum entschieden, und daher gehe ich jetzt auf neuen Kurs. Was denn ist das Leben der Menschen insgesamt? Vegetation als Tun, Befriedigung als Ziel! Und dazu warten, träge warten auf die nächste Mutation. Dabei liegen die Impulse des Kosmos gleich unerschlossenen Bodenschätzen vor jedem!

Anfang Dezember ist es, und zum erstenmal sinkt das Thermometer auf minus vier Grad.

«Jetzt ackern wir aber den Raps hinunter», meinen die Bauern, «sonst verfaulen uns die Rüben noch im Keller!»

Es ist wahrlich eine Seltenheit, wenn man so lange auf dem Felde noch Futter holen kann.

Schneller Schnee taucht auf, Heu wird gefüttert, und der Geruch des Silos beginnt in die Kleider zu kriechen, speziell in die Pullover.

Schneit es viel, sehr viel, und hat man Schwierigkeiten, schon vor dem eigenen Hause mit dem Wagen wegzukommen, dann überlege ich, soll ich oder soll ich nicht? Wegen einer Besamung das Auto oder gar das Leben riskieren? Pflicht, Vorsicht und Weisheit streiten miteinander. Merken Sie was? Der Pfeffer wird älter! Früher gab es solche Überlegungen nicht, da ist der Schwipfinger Tierarzt losgefahren, drauflosgefahren, ohne Rücksicht auf Verluste. Ist er jetzt gescheiter geworden oder nur ängstlicher?

14 Auf halber Höhe

An Sonntagmorgen, wenn ich meine Besamungen hinter
mir habe und Silke sich mit dem Mittagessen beschäftigt,
mache ich oft mit den Kindern einen kleinen Spaziergang
obenrauf auf den Freßberg. Kai ist jetzt elf und Simone
zwölf, und sie freuen sich riesig, wenn wir losziehen. Denn
sie wissen schon, ein üblicher gutbürgerlicher, ein gesetzter
Sonntagsspaziergang wird das nicht. Anständig daherkommen, wie es früher hieß, muß man nur so lange, bis man
vorne an unserem Sträßchen in den Wald eintritt, dann geht
es rund. Nicht umsonst zieht Papi dazu seine Jeans an. Auf
‹Indianerpfaden› streben wir voran, springen über ein Bäch-
lein und kraxeln dann den geraden Weg den Berg hinauf
durch den Wald. An Wurzeln und Ästen halten wir uns fest,
und wenn es Schnee hat, wie jetzt gerade, dann rutscht auch
manchmal eines von uns ab, und wir lachen und haben
einen Heidenspaß. Oben angelangt, besteigen wir dann
regelmäßig den dortigen hölzernen Aussichtsturm und
schauen hinaus in unser Ländle und herab aufs Wiesenbachtal und auf unser Schwipfingen. Viel hat sich dadrunten
verändert in den zweiundzwanzig Jahren, seit ich damals im
‹Adler› angefangen habe. Damals, als der Mist der Pferde,
Kühe und Hühner noch zum gewohnten Straßenbelag ge-
hörte, als das Geschnatter der Gänse, das Krähen der Hähne
und der Klang des Schmiedehammers täglich zu hören war,
als die Schafherden durch den Ort zogen und die Backhäu-
ser der Bäuerinnen rauchten, da schaute man hinunter auf
ein schmuckes Landstädtchen. Heute ist das eine Stadt,
dreimal so groß wie einst, mit Industrieanlagen, Wohnge-
bieten und Sportplätzen.

Aber immer noch kann man sich hier oben an dem weiten Blick hinüber zum Albtrauf und zu den drei Kaiserbergen erfreuen. Dort drüben sieht man auch sehr schön Hochdorf auf dem Grasberg liegen, und ich erzähle den Kindern, wie es mir damals ergangen ist, wie ich zum erstenmal dort raufgefahren bin zu einem Rinde, dem ein Apfel im Halse steckengeblieben war. Und ich zeige Ihnen auch Schiefertal nund sage ihnen, daß ich in dem letzten Haus dort am Ortsausgang heute nacht bei einer Schweinegeburt gewesen bin und fünf kleine Ferkel mit der Zange rausgezogen habe.

Klar, daß wir anschließend auf dem Hintern den steilen Hang runterrutschen, klar auch, daß unsere Mutti zuhause unsere Klamotten beanstandet und unsere Schuhe. Aber das war der Spaß wert, und außerdem weiß ich, daß Silke das freut, wenn ich mich mit den Kindern beschäftige, wo doch die meisten Väter heutzutage sich dafür kaum mehr Zeit nehmen.

Aber auf den Wandel Schwipfingens zu einer Industriestadt muß ich nochmals zurückkommen. Denn diese Tatsache bringt mit sich, daß mir in zunehmendem Maße die ausgefallensten Tierarten vorgestellt werden, von deren Krankheiten ich nicht den blassesten Dunst habe. Wie soll auch ein Landtierarzt Spezialist für Tanzmäuse und Krokodile und derartiges sein! Damit ich aber künftig nicht weiterhin dastehe wie der Ochse vor der Apotheke, habe ich jetzt angefangen, die auf diesem Gebiete neu entstandene Fachliteratur durchzuarbeiten und Fortbildungskurse zu besuchen.

Zudem tritt mit solchen Tieren eine neue Art von Tierhaltern auf, die wirklich keine Schonkost für meine Nerven darstellt.

Heute abend zum Beispiel, wie wir gerade beim Nachtessen sitzen, kommen da sage und schreibe fünf Personen auf einmal bei mir an, total außerhalb der Sprechstundenzeit, drücken alle fünfe in meinen Hausgang herein und haben nur ein einziges Tier dabei, in einer Einkaufstüte: eine kleine Schildkröte. Und was wollen sie mit der? Wissen wollen sie, ob die mit dem Winterschlaf fertig ist oder nicht und ob das richtig ist, wenn sie das Tier warm baden.

Können Sie sich vorstellen, daß da einem Landtierarzt der Hut hochgeht? Jedoch wäre nichts unangebrachter, als solches sich anmerken zu lassen. Ich erstelle also, mit simuliertem Verständnis für die unumgängliche Störung meiner Abendmahlzeit, für die fünf Herrschaften eine Kriechtierdiagnose, injiziere ein Vitaminpräparat und ernte sprachloses Erstaunen, wie ich mir erlaube, einen kleinen Betrag dafür zu berechnen. Geld hätten sie keines dabei, ich solle eine Rechnung schreiben, und fort sind sie. Und ich schreibe natürlich wegen ein paar Mark keine Rechnung, denn aus Erfahrung weiß ich ganz genau, daß man sowas gleich in den Kamin schreiben kann.

Was nun solche speziellen neuen Tierarten und spezielle, allerspeziellste neue Tierhalter betrifft, so ereignet sich an diesem Abend das, was man in jeder Praxis als die Duplizität der Fälle, als die sonderbare Aufeinanderfolge zweier gleicher oder ähnlicher Vorkommnisse kennt. Da werde ich nämlich noch in eine vornehme Villa am Stadtrand gerufen, ebenfalls zu einem Tier, das vor zehn Jahren noch in Schwipfingen vollkommen unbekannt war, zu einem afghanischen Windhund.

Ein Jungtier dieser Rasse soll da einen Verschluß der Speiseröhre haben, was ja vermutlich ein echter Unsinn ist, denn sowas kommt so selten vor, daß ich jetzt, nach zweiundzwanzig Praxisjahren noch kein einziges Mal etwas damit zu tun hatte. Aber die Tierbesitzerin versichert mir am Telefon, daß es gar nichts anderes sein könne, denn sie habe schon in den entsprechenden Fachbüchern nachgelesen und außerdem ihren Bruder befragt, der Facharzt für Chirurgie im Kreiskrankenhaus sei.

So etwas hat man natürlich gerne! Wenn einem die Leute bereits am Apparat mit der Diagnose kommen. Aber diese

Anruferin tut noch ein Übriges: Sie informiert mich gleich über die entsprechenden Arzneimittel, die sie angewendet haben möchte und über die Operationen, die in Frage kommen. Ehrlich gesagt, ich bewundere mich selbst, wie ich mir das so anhöre, ohne den Hörer auf die Gabel zu knallen, wonach es mich gehörig juckt. Lieber dreimal in der Nacht heraus und sich mit Schwergeburten herumschinden, als es nur auch für zehn Minuten mit solchen Leuten zu tun haben. Ich weiß ja nicht, ob es allen meinen Kollegen auch so geht, aber ich bin richtig allergisch auf solch besserwisserisches Gerede. Wozu holt sie mich denn überhaupt? Ich stelle selbst meine Diagnose, und zwar erst auf Grund meiner Untersuchung und nicht am Telefon. Das ist Nummer eins. Und dann entscheide ich – *ich* entscheide, und nicht der Tierbesitzer – was zu machen ist. Er kann damit einverstanden sein oder nicht, das ist dann sein Bier. Aber so geht's der Reihe nach, jedenfalls bei mir.

Wie ich hinkomme, mit allem mir zur Verfügung stehenden Mißvergnügen, werde ich vom Dienstpersonal in die Räume von Madame geleitet. Ich sehe dort in einem üppig ausgestatteten Salon eine auf jung getrimmte Dame in einem Chiffonkleid, ein Hündchen wie ein Baby auf den Armen wiegend, durchs Zimmer schreiten. Sie drückt das Tierchen an ihren Busen und redet mit ihm wie mit einem Säugling, von dem sie jeden Moment erwartet, daß er abkratzt.

Mir sträubt sich das Gefieder.

Sie beginnt mit der Anfrage, ob ich zuhause alles für eine Röntgenaufnahme hätte bereitstellen lassen und für eine stationäre Behandlung. Gerne hätte ich es jetzt so gemacht wie damals beim ‹Hahaha›, einem Jungbauern, dem ich eine Ladung schönen, warmen und nassen Kuhspinat in sein dummes Maul schlenkerte. Aber das geht leider nicht im Augenblick, dafür tickt es oben bei mir im Stübchen: Psychologie – Toleranz – Psychologie – Toleranz ... Also versuche ich, etwas über den Dingen zu stehen, statt mitten in ihnen, und rede freundlich und mit Gelassenheit und erreiche so, daß der kleine Hund erst mal auf den Boden gestellt wird. Dort setzt sich dann das Schoßtier allsogleich nieder, um auf den mordsteueren Belutschistanteppich zu pinkeln. Dann beginnt es an meinen Hosenbeinen herumzuschnuppern, und ich konstatiere, daß einem Kerl, der so pinkelt und schnuppert, nicht allzuviel fehlen kann.

Trotzdem muß ich mir ihn nun mal vornehmen und gründlich durchuntersuchen. Ich greife mir ihn also vom Boden und hebe ihn auf den Tisch herauf.

Aber da hätten Sie ihn hören sollen!

Der stößt ein Geschrei dabei aus, markerschütternd ist gar kein Ausdruck dafür. Sollte er doch – ?

Aber mein aufflackernder Gedanke wird im Keime erstickt, denn Madame herrscht mich an:

«Wie können Sie nur so grob mit einem Tiere umgehen! Meinen Liebling muß man sacht vom Boden wegnehmen. Das kann er nicht haben, wie Sie das machen!»

Also die ist ja nicht ganz sauber, meinen Sie nicht auch? Aber wiederum schlucke ich die ärgerliche Pille, ohne mit der Wimper zu zucken, obwohl ich weit lieber den Götz von Berlichingen zitieren würde.

Ich beginne also, den Hals des Tieres abzutasten und in den Schlund runterzuschauen. Aber da fängt das Biest wieder an zu brüllen, und die Besitzerin nimmt mir entrüstet den kleinen Köter aus den Händen und drückt ihn beschützend an ihre umfangreiche Oberweite, wobei ich zu hören kriege:

«Sie haben ja eiskalte Hände, Doktor Pfeffer! Ich bin echauffiert! Wie rücksichtslos Sie mit Tieren umgehen! Mit solchen Händen meinen Liebling anfassen!»

Zu ihrem Diener gewandt, fährt sie fort:

«Bitte Theo, bringen Sie ein parfümiertes warmes Handbad für den Herrn Doktor!»

Also, jetzt müssen Sie mir aber recht geben, wenn ich saugrob werde. Herrgottsakrament, nun reicht's mir aber mit diesen saublöden Zicken! Ich fluche ja sonst nie – und auch jetzt tue ich es nur im stillen, bitte bewundern Sie mich entsprechend, aber mein mitgenommener Vorrat von dem Stoff, den die Leute Toleranz heißen, ist fast restlos aufgebraucht.

Nachdem ich also den Zirkus mit dem parfümierten Handbad auch noch mitgemacht habe, ist es endlich möglich, die Untersuchung fortzusetzen. Das Ergebnis: ein O.K. von der Nase bis zur Schwanzspitze. Es wird noch durch ein Stück Kalbfleisch untermauert, das ich der Fee von Zarisa, wie der adlige Name meines verhätschelten Patienten lautet, vom Diener auf einem silbernen Tablett hinreichen lasse. Und wie ich sehe, daß das todkranke Hündchen mit dem Speiseröhrenverschluß den Brocken so schnell runterschlingt, wie man kaum schauen kann, da packe ich ruckzuck meine sieben Sachen zusammen, um das Weite zu suchen, um diesem Hause zu entkommen. Aber denkste! Die Afghanenbesitzerin gibt noch immer keine Ruhe. Sie besteht auf einer Röntgenuntersuchung. Da endlich komme ich drauf, ich Esel, wie ich da reagieren muß.

«Sicher, gnädige Frau, Sie haben ganz recht. Fahren Sie gleich morgen früh zu Professor Baro nach München. Der ist eine international bekannte Kapazität auf dem Gebiet der Schlundverstopfung! Ein so wertvolles Tier wie Ihre Fee kann ich nur in beste Hände geben!»

Jetzt liege ich richtig. Dankbar werden mir beide Hände entgegengestreckt, und der Diener schleppt anschließend einen Karton mit einer riesigen Bodenvase aus der Fabrik von Madame zu meinem Wagen.

Haben Sie gemerkt, welche Blüten der Wohlstand treibt? Da tut es direkt gut, wenn man's wieder mit Normalen zu tun hat, mit Bauersleuten zum Beispiel.

Obgleich auch hier naturgemäß manches schief läuft. Beispielsweise, wie ich auf dem Kümmerle seiner Weide ein Rind besamen soll.

Der Hof vom Kümmerle liegt mitten in Schwipfingen,

seine Weide aber hat er drüben über dem Tal am Hahnenberg. Deshalb fahre ich zuerst am Hof vorbei und lasse den Bauern und seine Frau, die beim Einfangen helfen muß, einsteigen. Sie haben einen Eimer dabei und Seife und Handtuch, ebenfalls das Stallbuch, in das ich nach vollzogenem Akt meine Eintragungen machen kann.

Es ist ein schwüler Tag heute, und der Bauer konstatiert: «Wachswetter ist heute», und auf unser Vorhaben anspielend, fährt er fort: «Da sollte 's Kälble auch anwachsen! Bei mir tragen die Besamten fast alle aufs erste Mal! Ich lasse aufs Besamen nichts kommen!»

Die Bäuerin auf dem Rücksitz ist anderer Ansicht:

«Trächtig werden sie, das stimmt. Aber es ist nicht recht, daß man den Tieren die ganze Freude nimmt!»

«Hören Sie's, Herr Doktor! Wir werden geschimpft. Meine Josefine wäre mit sowas natürlich nicht zufrieden!»

Unter derlei Reden sind wir jetzt draußen am Wiesenhang vom Hahnenberg angekommen, und während ich nun den Samen herrichte und in meine Arbeitsmontur schlüpfe, gehen die zweie los, um das Rind einzufangen. Das Rindersperma bekomme ich seit längerem schon abgepackt in kleinen Plastikröhrchen und tiefgefroren bei minus zweihundert Grad angeliefert. Aufgetaut kommt es in eine Besamungspistole, mittels der die Samenübertragung ausgeführt wird. Über den Arm zieht man heutzutage lange Plastikhandschuhe, die bis zu den Schultern gehen und die zum Einmalgebrauch bestimmt sind.

Nun bin ich fertig, von mir aus könnte es losgehen. Aber drin in der Weide klappt es anscheinend nicht so recht. Der Bauer und die Bäuerin haben schon rote Köpfe vom vielen Hin- und Herrennen, und sie schimpfen laut und haben keinen Erfolg. Sonst geht es immer ganz glatt und schnell, aber heute brechen die Rinder immer wieder aus, sobald sie in einer Ecke beieinander sind und man an sie ran könnte.

Endlich, nach vielen Versuchen kann der Kümmerle doch noch den Strang über die Hörner werfen und das Rind an den Stamm eines Apfelbaumes heranziehen, wo man es anbinden kann. Doch bevor's noch soweit ist, reißt sich das Tier mit einem plötzlichen Ruck los, stürmt auf den einen Meter zwanzig hohen Zaun zu und setzt hinüber. Baff vor Staunen stehen wir da und müssen zusehen, wie die Hindernisspringerin sich zur Herde des Nachbarn gesellt und mit der davonzieht.

Nicht im Traume ist mehr daran zu denken, daß wir der heute noch ein Kälbchen fabrizieren können. Die hat uns ganz schön zum Narren gehalten. Unverrichteter Dinge kann der Tierarzt wieder absegeln.

«So ein Saumensch!» schreit Kümmerle entrüstet.

Doch seine Frau lacht.

«Die hat's richtig gemacht! Unser Nachbar hat nämlich einen Jungbullen drin bei den seinen!»

Eine Vielzahl solcher naturverbundenen und lebensnahen Erlebnisse bilden mit einen Grund dafür, daß ich meinen Beruf so liebe. Schon das Atmen der Kühe höre ich gerne. Und all die vielen Düfte eines Bauernhofes, die täglich meine entzückte Nase passieren: das geschrotete Korn, den Apfeltrester, das Stroh, das Heu, den Dung und nicht zuletzt den Geruch der Tiere selbst. Meine Augen sind glücklich, wenn sie durch die vielfache Idylle der Tierwelt, die hier eng beieinander wohnt, streifen dürfen. Ich fühle mich in diesem Stück Naturgeschehen zuhause, und wenn ich hinkomme, komme ich hin wie zu meiner Familie. Ich habe wohl mein Herz ein wenig verloren an dieses ländliche Leben, an diesen Untergrund, diese Voraussetzung aller höheren Dinge.

Ende Mai bekomme ich einen der immer häufiger werdenden Anrufe von Leuten, die weit außerhalb meines Praxisbezirkes wohnen. Und diesmal kann ich ausnahmsweise nicht absagen, weil ich von einem Kollegen zugezogen werde.

So fahre ich denn eines Nachmittags quer durch das Voralbland der Teck entgegen, einem steilaufragenden

Berg, dessen mittelalterliche Wehr, eine imposante Burg, weit in den Himmel ragt. Ich komme durch Dörfer, in denen der Flieder blüht, durch weite Wiesen und Felder, immer entlang den großen, grünen Bergen des Albrandes. Der Hohenstaufen wird immer kleiner in der Ferne, und das Schwipfinger Ländle, durch das jetzt schon vereinzelt der Heuduft zieht, ist verschwunden hinter Hügeln und Wäldern.

So erreiche ich die Stadt Kirchheim am Fuße der Teck, wo mein Patient stehen soll.

Es handelt sich um ein Reitpferd, den Hengst Tsun Majestic, der aus einer amerikanischen Zucht für eine Riesenmenge Moneten teuer erworben wurde. Er leidet, wie mir der Besitzer mitteilt, unter einer unerklärlichen schmerzhaften Lahmheit der linken Vorhand, und alle Bemühungen, diese zu beseitigen, sind anscheinend gescheitert. Zum Beweis legt mir der Mann einen ganzen Stoß Röntgenbilder und auch Rechnungen vor, die er von meinen Kollegen und von Tierkliniken erhalten hat. Ich kann daraus ersehen, welche Diagnosen gestellt wurden und welche Arten von Behandlungen bereits versucht wurden. So wird mir schnell klar, daß ich meine Spritzen überhaupt nicht auszupacken brauche. Nicht einmal die homöopathischen, denn auch diese Art der Therapie war schon durchexerziert worden und erfolglos geblieben. Eine ganze Reihe der Kollegen, die den Tsun Majestic untersucht und behandelt hatten, waren Fachtierärzte für Pferde und Professoren gewesen, und ich frage mich, was ich 08/15-Praktiker hier bewirken soll. Es schmeichelt natürlich, sowas, aber Sie können sich vorstellen, daß ich einigermaßen blöde aus der Weste schaue. Ratlos stehe ich herum. Der millionenschwere Pferdenarr sieht abschätzig mal auf den zaudernden Mann mit dem Bauch, mal verbittert auf seinen Haustierarzt, der mich als Geheimtip hierherzitiert hat. Da kommt mir ein Gedanke. Habe ich da nicht neulich von einem Kollegen gelesen, der Akupunktur bei Tieren betreibt? Könnte es nicht vielleicht von dieser Richtung her noch eine Chance geben? Denn eine eindeutige Ursache für die Lahmheit scheint nicht vorhanden zu sein. Also, blitzt's mir durch den Kopf, das probiere ich. Selbstverständlich muß ich mich da zuerst gründlich informieren. Es heißt also, Zeit gewinnen. Daher gebe ich heute nur Belladonna DI-Tropfen ab und verordne absolute Ruhe.

«In zwei Wochen», sage ich, «wenn diese vorbereitende Behandlung mit Belladonna gelaufen ist, beginne ich mit einer Außenseitermethode, mit Akupunktur, von der ich mir noch am ehesten die Beseitigung der Schmerzen des gequälten Pferdes verspreche.»

Umgehend bestelle ich zwei Bücher, bestelle Nadeln und tue zwei Wochen in meiner Freizeit nichts, als mich mit der alten chinesischen Heilkunst des Nadelstechens zu befassen. Und dann fahre ich wieder nach Kirchheim und versuche mein Glück.

Was ich dort tue, ist Schmerzpunktsuchen. Zentimeter um Zentimeter vom Hals über Schulter und Rücken bis zur Brust runter taste ich mit der Kuppe meines Zeigefingers ab und kontrolliere es mit dem Nagel des Daumens nach. Eine Stunde lang! Dann habe ich's: An einer ganz bestimmten Stelle registriere ich eine leichte, aber eindeutige Schmerzhaftigkeit, die im zweimaligen Kontrollversuch reproduzierbar ist. Da hinein steche ich nun meine Stahlnadel und zwirbele sie zehn Minuten lang zwischen den Fingern. Der Tierbesitzer und sein Stallknecht stehen seit über einer Stunde mucksmäuschenstill daneben, wie ich sie geheißen habe, damit sie mich nicht drausbringen. Was sie denken bei diesem Hokuspokus, weiß ich nicht, aber wie ich nun die Nadel rausziehe und den Tsun Majestic im Schritt über den Hof führen lasse, da sieht man ihnen doch an, daß sie platt sind. Denn das Pferd lahmt zwar noch, aber lange nicht mehr so schlimm wie bisher. Ermutigt durch diesen Teilerfolg, wiederhole ich nach einer Woche meine Therapie und unterspritze anschließend die Schmerzstelle noch mit Impletol. Und wissen Sie was? Von dieser Minute an ist das Pferd geheilt, die Lahmheit verschwunden. Ich kann es selbst noch nicht recht glauben, aber es stimmt. Und es hält, es gibt keinen Rückschlag.

So hat sich wieder einmal gezeigt, daß man nicht stehenbleiben darf bei seinen Methoden, die man zur Studienzeit erlernt hat. Man muß sich seinen Wagemut erhalten und offenbleiben für alles Neue und lernen, dazulernen im Beruf und in der Liebe und einfach überall!

Auf der abendlichen Heimfahrt bin ich selbstredend sehr mit meinem unglaublichen Glück beschäftigt, denn gewiß war das ein Zufall, wie er im Buche steht, wenn da einer zum erstenmal was ausprobiert und dabei gleich bei einem Zigtausendmarkpatienten einen solchen Volltreffer landet.

Unterwegs halte ich an, lasse den Wagen stehen und gehe ein Stück seitwärts der Straße einen Hügel hinauf und setze mich oben am Waldrand ins Gras. In der Abenddämmerung liegt vor mir das weite, schöne Voralbland. Wie oft zwischendurch, so genieße ich auch jetzt wieder die Schönheit der Erde, die Lieblichkeit meiner Heimat. Stille ist um mich und in mir. Eine Glocke tönt von ferne. Hinter den Wiesen und Bäumen, im Hofe dort, bellt ein Hund. Weit weg im Tale hört man eine Bahn. Meiner Augen Blick streichelt die Landschaft und verharrt bei den Blumen rings um mich her. Weiß und gelb sehe ich sie blühen. Ihr Duft dringt zu mir her, und ich empfinde, daß sie meine Brüder und Schwestern sind, stumme Verwandte meiner Seele. Gleich mir sind sie aus diesem kosmischen Staube zusammengesetzt, dessen Aufbau allein den Unterschied ausmacht zwischen ihnen und mir. Da leuchten die ersten Lichter auf am Berge jenseits des Tales, und ich beende diese Viertelstunde der Besinnung, der kurzen Einkehr, und setze meine Heimfahrt fort, freudig erfüllt von dieser innigen Begegnung mit Allmutter Natur.

In unserem diesjährigen Urlaub habe ich etwas Besonderes vor. Wir fliegen nämlich allesamt nach Korsika, und dort ziehen wir in kein Hotel, sondern – jetzt raten Sie mal – in eines der riesigen FKK-Areale, die sich kilometerweit an der Küste und dem angrenzenden Buschwald, der Macchia, hinziehen. Wie ich auf eine solche Idee komme, meinen Sie. Ganz einfach, meine Kinder sollen Natürlichkeit lernen, und uns beiden Alten tut das sicher auch gut, das Leben als Adam und Eva.

Wir wohnen in einem kleinen Bungalow auf einer der letzten Dünen am Strand. Ringsum ist duftendes Gebüsch, und von der Terrasse unter der Pergola sehen wir weit aufs Meer hinaus. Die Nachbarbungalows sind außer Sichtweite und auch die Restaurants und Spielplätze. Alles ist idyllisch eins vor dem anderen in der dichten Maquis versteckt und voller romantischer Geheimnisse.

Ich bin also mit meiner Familie über den Zaun der gutbürgerlichen Moral gesprungen in eine sündhaft scheinende Welt. Aber von der ersten Minute an, das muß ich sagen, fühlen wir alle uns wohl wie noch nie. Keine Hose, keine Jacke, nur die Sonne allein bekleidet und begleitet. Man kommt sich vor wie ein Formel-eins-Rennwagen, und der tiefe Sound des eigenen Körpers steigt einem angenehm zu Kopfe. Es ist ein himmlisches Gefühl, wie wir so zum erstenmale am Strande entlangtraben. «Juhu!» möchte ich ausrufen vor Freude, denn jetzt hat meine ganze Familie den großen Zoo der dressierten Affen verlassen und – ist Mensch geworden.

Mit welcher Leichtigkeit man doch die seit Kindestagen einexerzierte Kleidermanie von sich schleudern kann! Und dann die Überraschung: Auf den ersten Blick und davor glaubt der Unerfahrene, Freikörperkultur sei ein sexuelles Stimulans.

Aber wir stellen sehr schnell fest, daß dem nicht so ist. Im Gegenteil, nach Kurzem ist einem klar, daß die Menschen gleichförmig und zweckmäßig einfach gebaut sind. Silke und die Kinder sind so begeistert, daß sie nächstes Jahr wieder hierher wollen, wie sie sagen.

An einem warmen Abend sitzen wir bis Mitternacht vor unserem Häuschen und schauen von der Anhöhe aufs Meer hinaus und zu den Sternen darüber. Langsam trinken wir den dunkelroten ‹Sotto Scala› und zunehmend umfaßt uns das Bewußtsein unseres eigenen Daseins. Wir bewegen uns zurück auf den Bahnen der Erinnerung, und wir sprechen über Liebe und unsere Zweisamkeit in ruhiger und schöner Betrachtung.

«Ich glaube fast», meint Silke, «wir haben das Experiment unserer Ehe geschafft. Es sieht so aus, als hätten wir das Schlimmste hinter uns, nicht, du Böser!»

Liebevoll und fast mütterlich schaut sie mich dabei an.

«Auch ich habe das gute Gefühl, daß das Leben zu zweit uns künftig sehr viel leichter fallen wird. Unser sturmgewohntes Schiffchen wird nun kaum mehr kentern! Wir haben eine Balance erreicht, ein ausgewogenes Miteinander, ein beiderseitiges Verstehen.»

«Ja, Veith, und da können wir beide sehr froh darüber sein. Was Sex anlangt, so habe ich da einiges gelernt, hauptsächlich, daß er für die meisten ein eminent wichtiger Bereich ist, den man nicht einfach ignorieren darf. Andererseits aber finde ich, daß es eine bedauernswerte Einseitigkeit darstellt, wenn man sich beinahe ausschließlich mit ihm alleine beschäftigt. Leben und Liebe haben doch auch noch viele andere schöne Seiten!»

«Stimmt schon, stimmt schon. Aber selbst wenn eine solche Einsicht es einem gestattet, sich von dem ständig wirkenden Naturerfordernis der Fortpflanzung etwas zu lösen, bleibt doch, wenigsten für mich, das Dauerrisiko der leichten Entflammbarkeit meines Herzens!»

«Ich weiß, lieber Schatz, ich weiß. Und deshalb ist's nur gut, daß Mutti jetzt ein bewährtes Gegenmittelchen besitzt!»

Lachend, aber mit leicht drohendem Zeigefinger fährt sie fort: «Ein Seitensprung von dir löst automatisch einen von mir aus! Verblüffend einfach, verblüffend wirksam!»

«Hm!» lautet da mein Konter, und nachdenklich füge ich an: «Weißt du, Silke, was wir beide, so glaube ich, erfahren haben, das ist doch das, daß jeder Frühling der Liebe vergänglich ist, wie wir selbst vergänglich sind, daß aber die Tage ihn wiederschenken und wieder, wenn man sich richtig liebhat wie wir!»

«Für mich, mein Lieber», und sie setzt sich bei diesen Worten auf meinen Schoß und streichelt mir übers Haar, «war durch all unsere Jahre immer ein Wort das wichtigste: ‹Vergebung›, und heute weiß ich, daß es das Zauberwort ist allen menschlichen Zusammenlebens!»

An einem anderen Abend, wir hatten den ganzen Tag über in der Sonne gelegen und mit den Kindern im Sande getollt, schlage ich Silke vor, daß wir einen Nachtspaziergang machen am Ufer entlang und vielleicht irgendwo noch etwas trinken. Aber Silke ist müde; sie meint, daß sie sich lieber hinlegt, und sie fügt hinzu:

«Geh du nur! Männer wollen doch auch mal allein raus. Gehe nur, das tut dir gut!»

Sie werden sich denken können, daß man mir sowas nicht zweimal zu sagen braucht. Schon befällt mich das Prickeln unter der Haut, das ich von den früheren Jahren her so gut kenne, denn ich weiß, wenn man allein ist, beginnt das Abenteuer bereits vor der Haustüre. So ziehe ich freudig los in das geheimnisvolle Dunkel.

Ein Stück gehe ich den menschenleeren Strand entlang, dort, wo Meer und Land sich berühren. Endlos kann man durch den Sand stapfen, es kommt kein Zaun, keine Mauer, keine Grenze. Kleine Wellen laufen aufs flache Ufer und löschen hinter mir schon wieder meine Spuren. Nachdenklich schaue ich zurück: Eine Welle tilgt alle Spuren im Sand! Spuren im Sand: Ist das unser Leben?

Auf ferner Höhe sehe ich jetzt den Leuchtturm von Alistro seine weißen Zeichen aufs Meer senden, und dann liegen vor mir aufs Land gezogene Boote, und ihre Masten ragen in den Himmel. Ich suche die Sterne, und meine

Augen bewundern die glitzernden Geheimnisse, die fernen, am nächtlichen Firmament. Spuren im Sand, blinkendes Weltall, warme Sommernacht an Korsikas Gestade: Übervoll ist mein Herz, und es spürt, daß man eins sein muß mit Sand und Meer und mit den Sternen dadraußen. Man muß seine eigene Miniatur akzeptieren und dann, bewußt dieser winzigen Existenz, nicht resignieren, sondern die einmalige Chance zwischen Geburt und Tod verstehen und mit frohem Sinn seine Tage verbringen.

Weitdroben an der Küste loht ein Feuerschein. Ihm gehe ich nach, magisch angezogen von diesem Zeichen in der Nacht. Nach einer halben Stunde bin ich dort und sehe, es ist ein flackernder Holzstoß, den der Wirt einer Taverne am Ufer entzündete. Schweigend stehen Menschen um die rote Glut, und weiß zuckt der Sand. Ich trete in diesen mystischen Kreis, höre das Knistern des Holzes und die feine Melodie des Meeres und atme die warme Nachtluft und den Duft der Buschwälder, der Maquis. Fasziniert fühle ich mich berührt von einem Strom unfaßbarer Erfüllung, und benommen weiß ich auf einmal: Alle Sehnsüchte der Welt werden hier erlöst; hier verweilen heißt aufbrechen zu den Urgründen, zu den verschütteten Brunnen menschlichen Glückes.

Fast zersprengt dieser Empfindung Größe und Einmaligkeit meine Gedanken. Mir ist nach Wein. Zuviel des erregenden Atems dieser Nacht habe ich geatmet.

Wie ich das des anderen Tages meiner Silke erzähle, heißt sie mich einen Schwärmer und beginnt recht prosaisch danach zu fragen, wieviele Flaschen ich denn dort in dieser Taverne geleert habe und woher denn die langen braunen Haare stammten, die sie an meinem Hemde gefunden habe.

Aber denken Sie jetzt bitte nichts Falsches! Denn meine Frau ist echt Spitze. Sie versteht mich, sie vertraut mir, und sie meint es gut mit mir. Und daher kann ich ihr auch ganz in der Ruhe erzählen, was es mit den langen braunen Haaren auf sich hatte, und nicht eine Abkühlung rufe ich dadurch

hervor, sondern eher eine Erhitzung unserer Sehnsucht nach
einander.

Wieder im Schwipfinger Ländle, wieder in der Praxis –
mein guter Toni atmet sichtbar auf –, stehe ich an einem
heißen Julitage vor dem Bauernhofe vom Stöckle, der seine
ganz eigenen Ansichten hat, was das Leben im allgemeinen
und das Wörtchen Ordnung im besonderen anbetrifft.
Gottlob habe ich von dieser Art Erzschlamper nur einen
einzigen. Denn der Anblick, den ich im Augenblick genieße, ist derart, daß ich am liebsten gleich wieder umdrehen
würde. Seitlich neben der Haustüre liegt ein alter umge-
kippter Eisschrank mit offener Türe, ein Stück weiter fährt
ein ausgedienter Stallkittel am Boden herum, und daneben
sehe ich eine total verrostete Egge. Dazwischen, als Garnie-
rung sozusagen, sind unzählige zersprungene Dachplatten
verstreut und farbige Plastiktüten und Strohreste und morsche Holzlatten.

Und wie es außen aussieht, so ist's auch innen. Ich bin ja
hier, weil ich einem Mutterschwein helfen soll, das nicht
ferkeln kann, und daher betrete ich den niederen, finsteren
Stallraum, in dessen vorderem Teil ich zuerst über zwei
ausgediente, am Boden liegende Fahrräder steigen muß.
Hinten brennt zwar eine elektrische Birne, sie ist aber so
dreckverkrustet und mit Spinnweben eingewachsen, daß
man bei ihrem Lichte nur das allernötigste erkennen kann:
die Umrisse der Schweinebucht und das Schwein selbst.
Das muß im Moment genügen.

Ein Erstling liegt da, eine Muttersau, die zum erstenmale
ferkeln soll. Dicker Bauch, mindestens acht Junge, taxiere
ich. Wehen, viele Wehen, gute Wehen, aber es kommt
nichts. Reingreifen ist nötig, Eruierung der Dimensionen
im Becken. Aber ‹Wasser, Seife, Fett› – Fehlanzeige! Der
Doktor sei gerade bei seiner Frau. Wenn der die Wasch-
schüssel ausgebraucht habe ... Ich lasse den Stöckle einen
Eimer bringen. Kaltes Wasser hat er drin. Und Stroh muß
her, bei diesem Dreck da!

Gut, jetzt ist alles vorhanden. Ich knie auf dem Boden, Arm rein, o je! Ein Becken so breit, daß nicht einmal eine Maus durchginge, geschweige denn eine ganze Korona stabiler Schweinekinder.

«Stöckle, Herr Stöckle, rein in die Küche mit ihr! Auf den Küchentisch rauf! Dort wird sie operiert. Das ist ihre einzige Chance, ein Kaiserschnitt!»

«Küchentisch, jawoll, Küchentisch? Küchentisch?»

«Sie brauchen gar nicht so verwundert zu tun. Glauben Sie, daß man hier in diesem nachten Loch eine Bauchhöhlenoperation durchführen kann? Also los, ran! Küche aufräumen, heißes Wasser machen, und dann noch zwei Leute, damit wir das schwere Schwein auch hochhieven können.»

«Herr Doktor, heute muß ich alles selber machen. Da dauert's etwas länger. Mein Weib liegt doch im Bett.»

Endlich, nach einer ganzen Stunde ist's soweit. Das Schwein liegt auf dem Tisch, der Ablauf mit dem Wasserhahn ist gleich daneben, das ist besonders günstig. Die Stöcklesche Küchenfunzel, die über dem Bauch der Sau baumelt, ist abgestaubt, und rasiert ist das Tier auch schon. Gleich geht es los.

Einen zwanzig Zentimeter langen Schnitt lege ich an, oberhalb des Gesäuges und dann geht es in die Tiefe. Zwischendurch frage ich den Stöckle, was denn nebenan im Zimmer für ein Getue und Gerenne ist, das man da dauernd hört.

«Ich hab's doch schon gesagt», antwortet der Bauer, der neben mir in die Bauchhöhle blickt, «meine Frau liegt im Bett! Dies Zimmer nebenan ist das Schlafzimmer», fügt er erklärend hinzu. «Der Doktor ist bei ihr drin, ich hab's doch bereits erwähnt», fährt er fort, und ganz nebenbei setzt er hinzu: «Sie bekommt ein Kind!»

«Was? Und das sagen Sie erst jetzt!»

Eben ziehe ich den ersten der kleinen weißrosa Lebensaspiranten ans Licht, da hört man hinter der Türe zum Schlafzimmer ein Baby schreien. Den Stöckle kann das aber

232

nicht ablenken von unserem Geschäft. Eifrig reibt er das Ferkel ab, schwingt es auf meinen Rat hin an den Hinterbeinen durch die Luft und setzt es dann, wie es quiekst, in den großen Korb, den ich habe bereitstellen lassen. Das Kinderschreien veranlaßt den Stöckle nur zu der Feststellung:

«Die Bäuerin und die Sau, die jungen in diesem Jahr zusammen!»

Schon reiche ich ihm das zweite Tierchen, da öffnet sich die Schlafzimmertüre, die Stöcklesoma erscheint, will was verkünden, aber die Worte bleiben ihr im Hals stecken, wie sie da auf ihrem Küchentisch das große Mutterschwein liegen sieht und mich noch dazu und die Leute drumrum. Aber dann kann sie's nicht mehr für sich behalten und sagt strahlend:

«Einen Buben haben wir!»

«Und wir zwei Ferkel!» antwortet der Stöckle, ihr Sohn, das Wesentlichere hervorhebend.

Nun schreien das Kind und die Ferkel um die Wette, und die Ferkel werden immer mehr. Da öffnet sich die Türe nach nebenan ein zweitesmal. Wieder ist's die Oma. Diesmal ist ihr Lächeln sauersüß und ihr Gesicht ist bleich.

«Schorsch, zwei Buben hast, zwei! Grad ist noch mal einer gekommen!»

Aber der Bauer ist nicht zu erschüttern, für ihn hat die Landwirtschaft den Vorrang.

«Da brauchst du gar nicht so zu tun», fährt er seine Mutter an, «wir haben in der gleichen Zeit zehn Ferkel rausgetan. Das will was heißen! Das ist ein Glück! Bei einem Erstling, verstehst!» fügt er noch hinzu.

Im August, während der heißen Hundstage, an denen ein Gewitter nach dem anderen das Wiesenbachtal heraufzieht, kommen unsere Amerikaner auf Besuch. Schwager Erich und seine Frau haben einen Europatrip gebucht und bleiben für drei Tage bei uns in Schwipfingen. Das gibt eine willkommene Gelegenheit, neben aktuellen, persönlichen Dingen einmal wieder über Grundsätzliches zu diskutieren. In

Briefen kann man das ja nur in sehr begrenztem Rahmen tun.

«Erich», sage ich, «schau, im nächsten Jahre werde ich fünfzig. Ich bin also den Wanderweg des Lebens schon bis auf die halbe Höhe heraufgestiegen.»

«Halbe Höhe? Du willst hundert werden, Veith?»

«Sicher will ich hundert werden. Ausgelegt ist, wie ich neulich gelesen habe, unser Lebensprogramm in den Genen auf zweihundert Jahre sogar! Da werde ich doch die Hälfte davon schaffen!»

«Ich möchte nicht so alt werden. Sieh dir doch die Menschen an, die über achtzig sind. Die meisten schalten nicht mehr richtig von wegen Arteriosklerose, und sehr viele leiden unter schweren körperlichen Gebrechen.»

«Du mußt eben was tun dafür! Nicht so üppig leben zum Beispiel, Sport treiben und geistig sich anstrengen. Man kann viel tun für seine späteren Jahre! Mit fünfzig ist ein Mensch erst halb fertig. Die meisten aber bemerken diese Tatsache gar nicht, und so belassen sie es eben dabei.»

«Na, na, was höre ich da, lieber Veith? Nicht so üppig leben und Sport treiben? Da willst du davon reden? Du mit deinem Schmerbauch?»

«Recht hast du, Schwager, vollkommen recht! Aber ich bin gerade dabei, mir meinen Plan für die zweiten fünfzig Jahre zurechtzuschneidern, und da steht bereits drin, daß ich das Gewicht auf siebzig Kilo reduzieren und daß ich auch eine Sportart erlernen werde, denn Sport, das ist gar nichts anderes in meinen Augen als eine Tätigkeitsform des Glücks. Weißt du, Dante hat ja seine ‹Göttliche Komödie› begonnen mit den Worten:

> *«Als ich des Lebens Mitte hatt' erklommen,*
> *befand ich mich in einem finstern Wald,*
> *da ich vom rechten Wege abgekommen.»*

Dies trifft bei mir, was Essen und Trinken und Vernachlässigung meiner sportlichen Körperpflege anlangt, genauestens zu, und deshalb werden jetzt die Konsequenzen gezogen. Jetzt ist's noch Zeit. Ich werde schon dafür sorgen, daß mein Fahrgestell nicht vorzeitig aus dem Verkehr gezogen werden muß!»

«Da bin ich aber gespannt, ob du das hinkriegst! Was dir nicht alles in den Kopf kommt!»

«Ja, weißt du, das ist seit Jahren so eine Eigenheit von mir, daß ich immer wieder mal stehenbleibe und zurückblicke auf das durchzogene Land und mir überlege, wohin ich gegangen und wohin ich gekommen bin und welchen Weg es jetzt einzuschlagen gilt. Nur einfach so dahinleben, das kann ich nicht, das ist mir zu primitiv!»

«Ich finde das in Ordnung, wenn man das so macht. Viele Leute hört man immer wieder sagen, ‹Ich stehe auf dem und dem Standpunkt›, und dabei haben diese Leute gar keinen! Denn um den eigenen Status zu erfahren, muß man in sich gehen; um von sich selber etwas zu begreifen, muß man viel Zeit aufwenden. Und wer tut das? Ich mache das meist an Silvester. Jedes Jahr um diese Zeit erstelle ich eine Bilanz des Herzens, eine der Seele und eine des Verstandes. Daran schließt sich an Familie und Wirtschaftliches. Ich glaube, daß dieses Stehenbleiben und Sein-Tun-Betrachten die Grundvoraussetzung ist für jede Menschwerdung höherer Art. Denn jedesmal nach so einer Einkehr bei sich selbst faßt man doch Entschlüsse zur Verbesserung, bricht man doch auf zu neuen, schöneren und höheren Zielen.»

«Genau, Erich! Die Aussage ‹Menschliche Werdung›, das Streben nach Höherem, das Suchen nach dem Licht, sollte wie ein Feuer in uns brennen. Nur was unter dem Haarschopf existiert, was man dadrin hat oder nicht, ist entscheidend. Die Leute erhoffen sich immer all ihrer Wünsche Erfüllung, und was ist das Resultat? Leere! Denn Wesentliches und Unwesentliches können sie nicht unterscheiden. Alles was wirklich Wert hat für den Menschen, kann man mit noch so viel Geld nicht kaufen!»

«Stimmt! Ein reines Herz, eine schöne Seele, Erkenntnis

und Weisheit, Harmonie mit der Welt, Einssein mit der Natur, mit jedem Stern, mit jedem Wassertropfen; das sind Dinge, auf die es ankommt. O Erich, ich bin so froh, daß ich mit dir über das alles reden kann. Ich habe ja so selten Gelegenheit zu so einer Aussprache. Denn auch Silke will von derlei Theoretischem, wie sie sagt, nicht viel wissen. Und meine sonstigen Bekannten, meine Kollegen auch, die leben in einer anderen Welt, in der Welt der oberflächlichen Belanglosigkeiten.»

«Und denk doch, Veith, wie schnell vergeht die Zeit, wie rasch ist unser bißchen Menschsein vertan! In wenigen Jahren schon schauen andere Leute aus den Fenstern unserer Häuser. Die Gleichalterigen von uns beginnen doch schon, die Erde zu verlassen. Wir selbst haben aus Wiesen hohe Wälder werden sehen; auf was warten wir noch? Wir müssen jetzt darangehen, Körper und Geist zu profilieren. Eine breite Basis von Erlebtem und Verarbeitetem ist Fundament geworden für ein Durchstoßen zu höherem Nieveau. Fünfzig ist die Stunde Null! Jetzt müssen wir Ziele anstreben, die über denen der ersten Fünfzig liegen. Nicht das Alter ertragen, muß unser Programm lauten, sondern schreiten und steigen und den Lenz wiedersehen. Sonst müßten wir eines Tages zu uns selber sagen: ‹Schade, du mein kurzes Leben, wie wenig nützlich gingst du dahin!›»

Solcherlei Themen besprechen wir oft bis in die späte Nacht hinein, wir, geläutert in manchem, töricht in vielem, und trinken einen guten Tropfen dazu und fühlen uns wie Brüder und sind das sicher auch, Brüder der Seele.

Gleich zum Anfang der diesjährigen Futterrübenernte gibt's beim Kreuchler auf dem Dachshof Großalarm. Denn der Kreuchlers Frieder, der ja bekannt ist dafür, daß ihm seine Frau am Montagmorgen für die kommende Woche den Geldbeutel richtet, ihm auch die Hemdknöpfe und den Hosenladen zumacht, hat da anscheinend einen ganz schweren Zuchtbullen stehen, der an die zwanzig Zentner wiegt und der einen Rübenschnitz im Schlund stecken hat. Den

Frieder bringt sowas natürlich nicht aus der Fassung, und er meint am Telefon ganz gemütlich, ich solle eben morgen im Laufe des Tages vorbeikommen und den Kerl behandeln. «Wie Sie halt Zeit haben», schließt er.

Da wird ihm aber vermutlich der Hörer aus der Hand gerissen, denn seine Emmi, aus deren Maul die Worte schneller sausen als die Kugeln aus einem Maschinengewehr, läßt eine Zweiminutensalve durch den Draht zischen, so daß ich mir gar nicht mehr alles anhöre, sondern umgehend mein Gefechtsfahrzeug besteige und den Anlasser betätige. Sehen Sie, es ist immer noch wie einst im Biergarten vom ‹Adler›; immer muß man als Tierarzt auf Abruf bereitstehen, immer muß man auf dem Sprunge sein, im Bett, auf dem Klo und beim ersten Gabelstich in den saftigen Sonntagsbraten.

Die schräge Wiese wird passiert, und schon stehe ich im Stall. Ein Zwanzigzentnerbulle, wissen Sie, das ist schon eine Sache! An die rangehen mit Schlundrohr und so, überhaupt wenn man solche Hilfskräfte hat wie den Kreuchlers Frieder, da kann man nur «Prost Mahlzeit!» sagen. Aber was rede ich, Sie fahren ja schon so lange mit mir auf Praxis, das wissen Sie ja alles selbst!

Der Stier hier steht auch noch eingekeilt zwischen den Kühen, und vorne ist kein Platz zum Arbeiten und hinten nicht. Der Frieder hat sich schon in die Scheuer verdrückt, und seine Alte giftet von der Stalltüre her, warum ich denn nichts unternehme, der Bulle verrecke doch.

«Sachte mit der Braut!» antworte ich, weil ich schon sehe, daß der dicke Kälbermacher noch gar nicht so schlecht dran ist, und weil ich außerdem im Wagen draußen ein Zaubermittel habe, mit dem ich den explosiven Fleischberg hier in fünf Minuten ins sanfteste Lamm verwandeln kann. Er hat dann so Mattscheibe, daß ich alles mit ihm machen kann.

Früher war so ein Fall ein kleines Himmelfahrtskommando. Heute jedoch ist das dank den Bemühungen von Forschung und Arzneimittelindustrie ein Kinderspiel.

Diese Entschärfung einer kleinen Sparte eines weitläufigen Arbeitsgebietes registriere ich mit Dankbarkeit. Dennoch ist es so, daß der Tierarzt, der unauffällige Mann ohne Barett und Orden, auch heute noch ein Einzelkämpfer ist. Und dies abseits der Öffentlichkeit in den hintersten Winkeln von Ställen und Weiden, in der Mittagszeit, wenn andere beim Essen sitzen, nachts um drei, wenn andere schlafen, sonntagmorgens um zehn, wenn andere zur Kirche gehen.

Pardon, das mußte ich mir mal von der Seele reden.

Aber jetzt wieder zum Kreuchlers Frieder seinem Prachtsexemplar. Nur fünf Kubikzentimeter, nur ein Kaffeelöffelchen voll von dem Zaubermittel sind in der Spritze, wie meine Faust mit ihr von oben auf die dicke Muskulatur des Beckens niedersaust und sich die Nadel durch die dicke, schuhsohlendicke Haut bohrt.

Kurze Zeit später hängt der korpulente Delinquent schon den Seier herab und steht da, wie ein total ausgemolkener Mann. Er ist schlottrig in den Beinen, und man könnte ihn mit einer Hand umstoßen. So haben wir's gerne! Jetzt ist sogar der Kreuchlers Frieder wieder aufgetaucht und blickt mal auf seinen Bullen und mal auf mich, und seine Emmi hat, wie ich feststelle, scheint's heute in der Aufregung vergessen, ihm seine Knöpfe zuzumachen, so daß man ungewollt einen Blick erhält auf die geheimnisvolle Welt eines Mannes, der keine Unterhosen trägt.

Wie ich nun gerade anfangen will, dem schläfrigen Patienten das Schlundrohr ins Maul und dann in seinen Schlund zu schieben, trifft mich mal wieder eine Breitseite von dem guten grünen, wäßrigdünnen Kuhmist, der jetzt im Herbst den Aufenthalt in den Ställen so überaus amüsant gestaltet. Wie die stinkende Brühe da an mir runtertropft, meint der Friederer gescheit und liebenswürdig:

«Herr Doktor, das kommt von den Rübenblättern, da scheißen sie halt wie die Reiher!» Und überzeugend fügt er an: «Wie's halt so hinwird!»

«Frieder, mach deine Apotheke zu, deine Tauben fliegen
aus ..., dir scheint ja die Sonne ins Kamin ..., mache
deinen Hosenladen zu!» gebe ich ärgerlich zurück. Jetzt
endlich hat er's kapiert.

Wie ich mich gesäubert habe, mehr schlecht als recht,
schiebe ich den Rübenstrunk runter und schaue, daß ich
wieder weiterkomme.

Da tritt noch geschwind der Vater vom Frieder, der alte
Kreuchler, auf mich zu.

«Herr Doktor, die jungen Bauern von heutzutage, die
gehen kaum mehr in die Kirche. Da ist's doch kein Wunder,
wenn solche Sachen passieren! Hab ich nicht recht!»

Die Tage des Herbstes gehen wieder ins Land, und die
Sonne verschenkt die letzten Zärtlichkeiten des Sommers.
Der Wind des Westens, der das Tal heraufweht, treibt bunte
Blätter vor sich her, und durch den zartblauen Himmel
segeln weiße Wolken.

An einem warmen Nachmittage, ich habe gerade eine
Tour zu verschiedenen Höfen rings um Hochdorf hinter
mir, sitze ich oben am Rande des Grasberges am Wiesen-
rain, wo man so schön ins Land hinaussieht.

Immer wenn es die Zeit erlaubt, verweile ich hier, an dem
Plätzchen der ersten Liebe, der ersten Liebe zu diesem
wunderschönen Fleckchen Erde. Und so wie damals zieht
auch heute ein feiner, herber Duft von verbrennendem
Kartoffelkraut zu mir her und betört meine Sinne.

Wie schnell doch die Zeit vergangen ist! Ich, der Schwipfinger Tierarzt, der Veith Pfeffer, besuche nun schon seit
zweiundzwanzig Jahren hier vor dem Albtrauf, in meinem
trauten Ländle, die Schule des Lebens. Ich habe erfahren,
wie es auf- und zugeht, und ich habe mir einen Vers daraus
gemacht, den ich ganz offen jedermann sagen kann.

Dazulernen heißt er, dazulernen! Im Beruf, in der Liebe,
im Menschsein allgemein. Lernwille mit offenem Herzen,
täglich und solange man atmet, das ist es!

Kommt da noch dazu, daß man im Hause der Natur ein

Zimmer hat, daß man die Worte des Windes versteht, das Glucksen der kleinen, schnellen Bäche hört und den Duft des Heues riecht bei der Grasernte und im Herbst den Rauch der Kartoffelfeuer, dann darf man sich glücklich schätzen, so wie ich es tue, wenn ich jetzt hieroben sitze und hinabschaue auf mein liebes Schwipfinger Ländle.